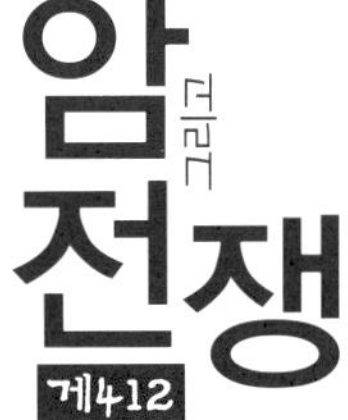

암 전쟁

게412

문창범 지음

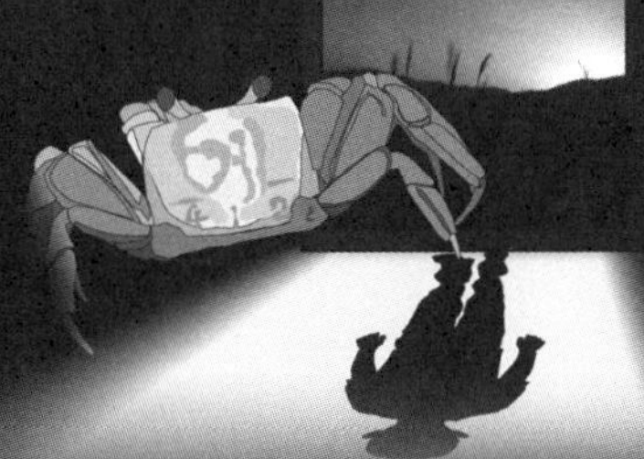

중앙생활사

차례

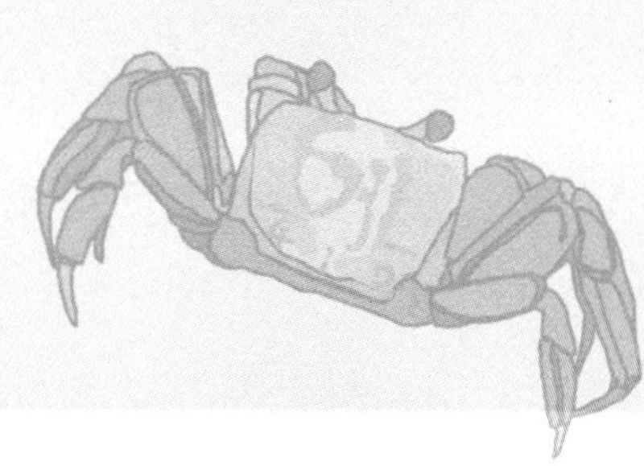

본 저서는 사실에 바탕을 둔 **일기**(수기)이면서 지은이의 주관적 판단 하에 다양한 감정을 드러낸 **수필**이기도 하다. 또 다른 한편으로는 우리나라 사회가 갖고 있는 제 문화에 대하여 허심탄회하게 피력을 하면서 가끔은 전문적인 지식을 바탕으로 의견을 제시한 대중 **과학서**이기도 하다.

'암'의 출현을 직접 맞닥뜨리는 순간의 고뇌와 고통, 그 '암'을 처치하기 위한 전쟁을 치르는 와중에서 전개되는 서로간의 감정의 복받침과 사랑, 서운함, 외로움 등이 전편을 통하여 흐르도록 하였다. 그러면서도 가족이라는 따스한 울타리에서 터져 나오는 온갖 사랑과 감성의 파편들, 공포라는 그 심해(深海)를 헤엄쳐나가며 서로의 존재를 확인하는 나와 '인숙'과의 말없는 대화, 어쩔 수 없이 사회의 체계 속에서 생활해야 하는 한 직장인의 발버둥, 그리고 사회가 뱉어내는 또 다른 암적 파편들에 대한 소회(素懷) 등 다양한 마음의 스펙트럼을 그려 넣었다.

그리고 생명과 죽음이라는 본질에서 벗어날 수 없는 인간의 숙명과 그러한 의식을 가진 인간의 성스러움이 드러나는 묵직한 스펙트럼도 만들어 보았다. 개인의 단순한 사건을 통하여 그 사건을 다루는 스펙트럼 속에 철학적이며 과학적인 또 다른 스펙트럼을 만든다는 것이 과연 그 스펙트럼을 접하는 독자들에게 마음의 공명을 줄 것이냐 하는 근본 물음도 스스로 만들며 자문해보았다.

결론은,
겉으로의 단편적인 문화의 단면보다는 그래도 인간이 가지고 있는 묵직하고 변하지 않는 인식의 본바탕을 존중하기로 하였다. 이 말은 시대의 조류와 혹은 상업주의에 너무도 물들어버린 작금의 우리 사회 얼굴을 비판의 시각으로 쳐다보며 **꿋꿋이 변하지 않은 본래의 진실들을 품고 살아가는 멋진 사람들을 독자**로 삼았다는 의미이다.

여기에서 '암' 그리고 '게'는 생명을 앗아가는 우리 몸속의 생체적인 존재이자 인간이 형성하고 있는 유기체적인 사회를 붕괴시키는 사회학적 군상의 암적 존재의 의미도 갖는다. 묵직함과 느림 그리고 정도(正道)가 사라져 가는 우리네 사회 문화가 모든 이에게 스트레스를 안겨주고 결국 심리적인 암적 존재가 되어 피곤한 삶이 사회 전반으로 확장되는 듯하다.

나는 여기서 '암'이라는 공포의 병을 옆에서 지켜본 한 당사자로서 생명에 대한 깊은 고찰을 하지 않을 수 없었다. 그래서 생명을 다룬다는 차원에서 진정으로 생명체의 근원은 무엇일까 하는 근본 물음도 가끔 제시해보았다.

통상적으로 암과의 전쟁, 즉 암의 치료에는 세 가지가 주류를 이룬다. 물론 첫째는 수술이다. 두 번째가 수술에 버금가는 방사선치료 그리고 항암치료가 있다. 그런데 이 중 방사선지료와 항암지료는 많은 논란을 불러일으키기도 한다. 방사선치료는 필연적으로 정상 세포마저 파괴시키는 결과를 초래하여 또 다른 암의 유발을 불러일으킨다는 우려가 끝없이 제기되기도 한다. 항암치료에는 환자에 따라 항암 투여가 적절하지 않을 수도 있는 경우가 많은 편이다. 가장 우려스러운 것이 전문의, 즉 담당 의사의 능력과 판단 그리고 **도덕성**에 의해 암환자의 운명이 바뀔 수도 있다는 문제이다. 여기에서는 이러한 문제들은 피하였음을 밝혀둔다.

한글에서 오용되는 극존칭의 사용은 피하였다. 예를 들면 '제' 혹은 '저' 대신 '나'로, '말씀' 대신 '말' 등이다. 언제부터인가 우리 사회에서는 어울리지 않는 극존칭이 남발되면서 존경에 대한 한글 고유의 멋스러움이 사라지고 있다. 은행에 가보면 '찾으실 때' 등의 표기가 나오는데 듣기에도 그렇고 보기에도 거북한 존칭 아닌 존칭이다. 우리를 당황스럽게 한다. 그러한 단순 존칭 용어들이 일반 서비스 사업장, 광고 인쇄물은 물론 심지어 방송 등에서 무차별하게 남발이 되고 있어 심히 우려스럽다. 진정으로 사람에 대한 존경심은 옅어지면서 가식적인 형태로 서로서로를 대한다.

단어와 문장은 종종 맞춤법과 어법에 어긋나게 구사하기도 하였다. 예를 들면 '내리다'를 '나리다', 복합명사에서의 사이시옷 불사용 등이다. 그리고 과거동사를 쓰는 것이 합당함에도 종종 현재형 기본 단어를 사용하기도 하였다. 예를 들면 '하였다'를 '하다' 혹은 '한다', '돌아왔다'를 '돌아오다' 등으로 하여 과거 지향적인 것에서 벗어나 그 시간에 일어난 현재로 인식이 되도록 하였고 아울러 보편적 사실로 드러나게 하였다. 또한 언어의 실감성을 주기 위해 사투리, 예를 들면 '애끼는', '허기사' 등을 사용하였음을 아울러 밝혀둔다. 그리고 영어인 경우 되도록이면 현실에 맞게 번역하였다. 예를 들면 contrast를 대조비가 아닌 '명암비'로 해석한 경우 등이다. 또한 지나친 영어식 발음에 따른 거북함을 벗어던지기 위해 알려진 외래어표준어를 피하기도 하였다. 예를 들면 메커니즘(mechanism)을 '메카니즘', 데이터(data)를 '데이타' 등으로 사용한 것 등이다. 통상적으로 쓰이는 문장의 들여쓰기는 행하지 않았다. 그 이유는 날짜별로 문장의 단락을 한 칸 떼었기 때문으로 들여쓰기까지 적용하면 전체 문장의 모습이 불안정하게 보이기 때문이다.

본문에는 한시들이 자주 등장한다. 그 한시들에 대하여 번역을 하였으나 한자음은 달지를 않았다. 한시가 주는 은율을 그림처럼 감상하라는 의미이다. 궁금한 독자는 직접 한자를 찾아보기 바란다. 이른바 '느림의 미학(美學)'을 맛볼 수 있으리라 생각한다.

참고된 문헌들은 뒤에 수록하였고, 문장 중 [1]과 같은 표기가 인용된 참고문헌을 의미한다.

게412: 좁게는 본 이야기의 주인공 '인숙'에게 발생한 암을 의미한다. '게'는 '암(cancer)'을 의미하며 412는 암의 출현을 알게 된 날짜를 뜻한다. 여기에서 **게**는 넓게 보아 인류의 최대 정적인 모든 '**암**'을 의미한다. 이 경우에는 '게', 즉 아직 정복되지 않은 인류의 최대 공포의 대상인 '암'과 개인적으로 그러한 '**암의 출현**'을 맞이한 상황을 상징적으로 그리고 은유적으로 표현된 단어이다.

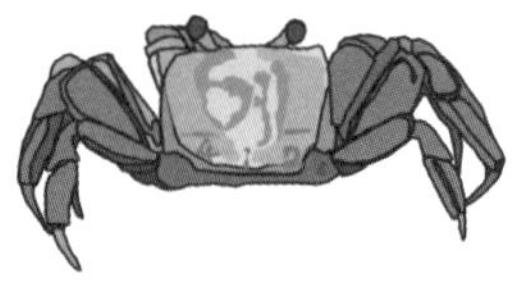

인숙: 지은이의 아내이자 이 책의 주인공이다. 그러면서도 이 '인숙'이라는 이름을, 암에 걸려 그 암과 결연히 싸우는 일반 **암환자**를 대변하는 보편성의 단어로 사용하였다. 또한 장한 **어머니** 상을 의미하기도 한다.

수철리: 지은이가 마련해 놓은 산비탈의 조그만 자연의 토지(약 350m²)를 나타내는 말이다. 소나무와 과실수 등의 각종 나무들과 야생화들이 숨쉬는 자연의 공간이자 지은이의 쉼터이다. 아울러 도롱뇽과 개구리 등이 힘차게 살고 있는 곳이기도 하다. 일종의 생명과 **자연의 조화로움과 공감대**를 형성하는 장소로 자주 등장시키고 있다.

월봉산: 집 바로 근처에 있는 나지막한(100m) 산이다. 육체적 건강과 마음의 건강을 안겨주는 보금자리로 자주 등장한다.

‘게’의 출현과 그 ‘게’와의 전쟁.

그 전쟁을 하는 와중에서 일어났던

다양한 사건들.

조직의 체계에서 우러나오는 그 사건들은 다분히 외부적이며 피상적
이기도 하다. 그러나 직접적으로 인간의 심리적인 상태를 곧바로 파고
들며 다른 차원의 스펙트럼을 만든다.

사회라는 커다란 벌판—조직이면서 조직을 거부하는—과 병원이라는
전쟁터—최상의 조직체—에서 맛보아야 했던 인간의 내면성들—공포,
불안, 거만, 뻔뻔함, 기대, 희망 등—과 조직의 외면성들—의사, 간호사,
진료, 주사, 수술, 약 등—을 한 개인의 독백을 통하여 누구나 맛볼 수
있는 공감의 스펙트럼을 만들어 보았다.

여기서는 ‘암’을 은유적으로 ‘게412’로 명명했다. 암의 영문이 **cancer**
이고 이는 게를 뜻하기 때문인데 본래 게가 갖고 있는 아름답고 착한
심성과는 관련이 없음을 착한(?) ‘게’들에게 고백한다. 이미 일러두기
에서 밝혔지만 물론 412는 암의 출현을 알게 된 날을 의미한다. 사실
암은 412 전에 이미 출현하여 아내의 몸속에서 자라고 있었다. 그럼에

도 그 사실을 알기 전까지는 본인은 물론 나 자신 암의 존재에 따른 어떠한 공포가 없었고 일상의 나날이 이어지고 있었기 때문에 412는 선전포고된 날이라 하겠다.

'**암**'은 보통의 병과는 다르다. 바이러스나 감염에 의한 즉 미생물에 의한 병이 아니다. 유전자 코드의 이상(異常), 더 근본적으로는 단백질 변형에 따른 세포의 이상증식 현상이다. 생명체는 처음 발생하고는 성장의 단계를 거치며 최종적으로는 안정 단계, 즉 포화(saturation) 단계에서 안정을 취한다. 우리 몸의 세포들이 계속 성장한다면 어떻게 되겠는가?

이러한 '**암**' 세포는 인간이 본래 진화해 오면서 구축된 안정된 생체 흐름들이 현대의 생활 습관에 의해 방해를 받은 결과 생기는 경우가 많다. 결국 생체의 안정을 위한 정상적인 단백질의 역할이 거기에 맞지 않은 음식물 섭취에 의한 에너지 공급, 불규칙한 생활에 따른 생체 리듬의 균열, 스트레스에 따른 생체 흐름의 변형, 늦은 출산에 따른 호르몬의 과잉 반응 등등에 의해 흐트러진 결과라고 하겠다. 특히 인스턴트식품의 과다 섭취와 이를 기반으로 한 에너지 공급은 나중에 유전자 변형 혹은 정상단백질의 변형을 가져올 위험이 아주 크다. 이러한 결과는 젊은 시절에 '암'의 출현을 초래할 확률을 높이는 요인이 된다. 물론 현대에 들어 인간의 수명이 현저히 늘어난 것이 암 발병률의 증가에 크게 기여한 것도 사실이다.

인간은 자연과 함께 지내오면서 가장 고도로 진화된 생명체이다. 그러나 인간이 구축한 현대의 산업은 한사코 자연과는 멀어지고 자연과의 대치 상태를 유지하려는 경향으로 문명을 바꾸어가고 있다. 어쩌면 현재 전 세계적으로 유행하며 인간 자체를 로봇화시키는 스마트폰 등이 '암'의 증식을 가져다주는 저수지(Reservoir) 역할을 할는지도 모른다. 왜냐하면 인간의 뇌를 약하게 만들기 때문이다. 기억하고, 사고하고, 예측하는 능력을 빼앗겨버린 인간의 '뇌'가 어떠한 방향으로 생체들의 조직을 이끌지 상상이 안 가기 때문이다. 엉뚱한 명령을 내려 정상적인 단백질을 괴롭히고 비정상적으로 꼬이게 만들 수 있지 않을까? 단백질이 정상 상태에서 벗어나 꼬이는 순간 아직 우리 인간으로서는 해결할 수 없는 치명적인 질병으로 이어진다.

단지 전기적인 에너지와 전자기파에 의해 전달되는 소리와 영상 앞에서 정신을 잃고 정작 앞에 앉아 있는 중요한 사람에게는 관심을 두지 않는 현대인들이 자기의 정체성을 찾을 수 있을까?

어찌 보면 소비자가 '왕'이라는 표현은 극단의 천박한 자본주의 슬로건에 다름없다. 그저 소비자라는 단 하나 이유만으로 그 소비자의 행태가 뭇사람들에게 피해를 줌에도, 아니면 서비스를 제공하는 종업원에게 극도의 불편을 초래함에도 눈감고 대접해주는 풍토가 만연되어 있지는 않은가 반문해본다. 나는 여기서 그러한 천박한 소비문화는 적극 배제한다. 왜냐하면 그러한 천박한 문화가 인간의 삶이 배어 있는 사회를 붕괴시키는 **암적 존재**이기 때문이다.

이래저래,

우리 인간이 구축해놓은 현대의 기술 문명과 허례허식에서 인간성 자체를 파괴할 수 있는 온갖 '암'적 존재들이 잉태되고 있다는 것은 아이러니하다.

그럼에도 지은이는 '게'의 출현과 그 게와의 전쟁을 통하여 인간들이 구축해놓은 하드시스템에 대한 신뢰와 인간들이 가지고 있는 본래 면목의 좋은 모습들을 카메라에 담아 전달하려고 노력했다.

비록 개인의 감정에 따른 **공포, 우울, 사랑, 의지, 희망** 등이 교차되어 나오지만 이러한 감성들은 인간 모두가 갖고 있는 보편성의 마음의 본질인바, 느끼고 공감하리라 믿는다.
그리고 이곳에 담겨 있는 메시지는 독자들의 것이 되어야 한다. 그것이 글을 통하여 얻는 인간 본연의 진정한 능력이며 아름다움이라고 하겠다.

'암'이라는 적의 공격과 그에 따른 공포에 노출된 적이 없는 사람들이라 하여도 나의 이 글을 통하여 어느 정도 공감하고 느껴 암환자나 그 가족들에게 정신적인 성원으로 이어진다면 나의 큰 영광이 될 것이다.

우리가 '게'와 전쟁을 하는 과정에서 주고받았던 개인적 사랑은 물론, 진정한 휴머니티(인간애)를 보여주었던 이웃 친구들의 숭고한 우정, 가족이라는 울타리 안에서의 갈등과 불안, 그러면서도 우리 사회가 안고 있는 많은 모순들—들뜸, 무질서, 일그러진 교육관 등—을 체험으로 무장하여 이 또한 인간성의 내부와 외부의 스펙트럼으로 그려 보았다.

되도록 이 글에서 개인적인 이름과 특정의 장소, 예를 들면 병원 이름 등은 드러나지 않도록 하였다. 하지만 문맥상 혹은 흐릿하게 처리된 사진 속에서 특정의 이익 장소가 드러날 수도 있을 것으로 본다. 이해를 바라는 바이다.

나와 아내 '인숙'은 '게'와 전쟁을 치르는 와중에서 여러 사람들의 도움과 따스한 사랑을 받았다. 그분들의 그러한 헌신적인 마음의 성원과 사랑이 없었다면 전쟁에서 승리하지 못했을 것이다. 기회가 될 때마다 마음의 위로는 물론 김치 등을 담아 성원을 보내주며 가족처럼 지내준 가까운 이웃 분들에게 고마움의 마음을 보낸다.

원본 일기의 한 모습. 방사선치료를 받으러 병원에 입원하던 날의 기록이다(본문 197쪽).

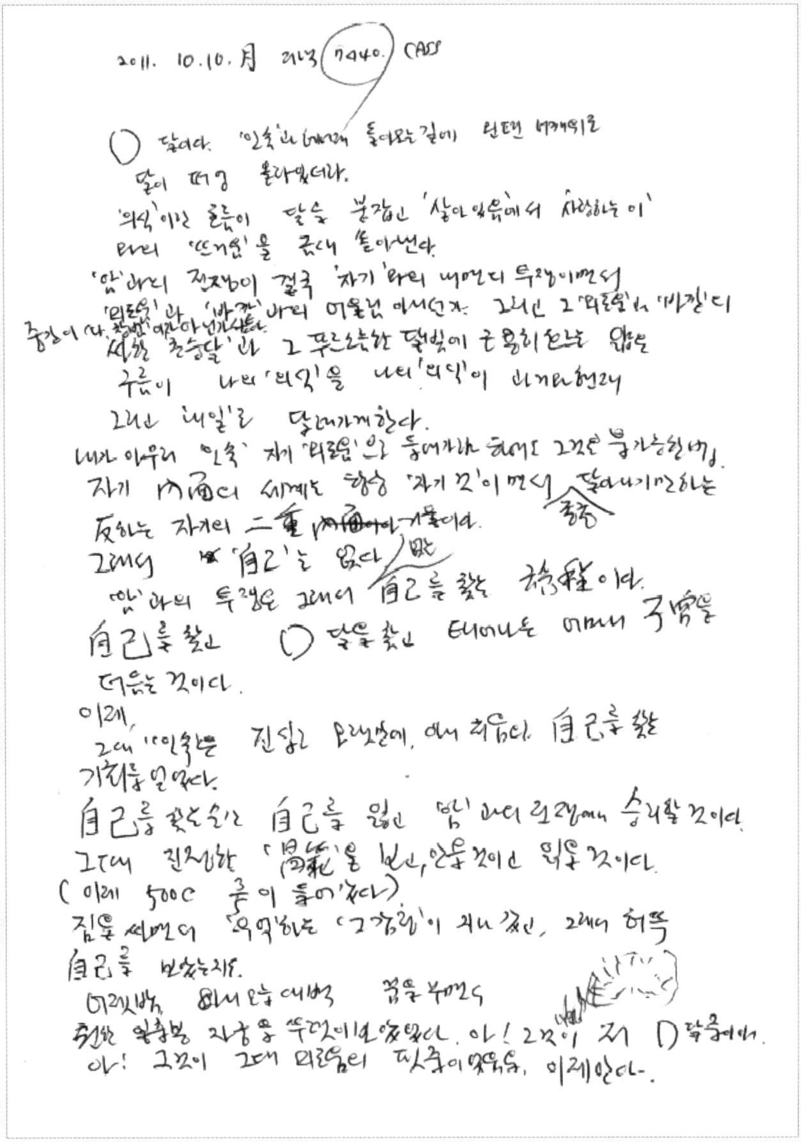

2011. 10. 10. 月 [illegible] (7740) CASS

○ [이하 손글씨 일기 — 판독 어려움]

1장

'암'의 출현: 게412

1. 게412 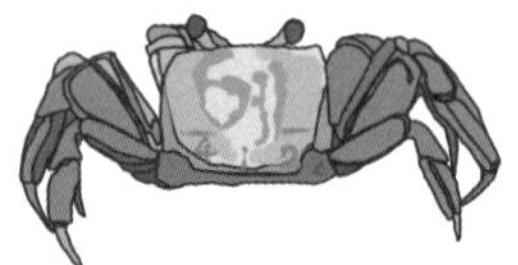

이천십일년 사월의 따스한 봄날이 이어지고 있던 사월십이일.

'죄송한 말씀드리게 되어 미안합니다. 조직검사 결과 유방암 양성 판정이 나왔습니다. 큰 병원으로 가 전문의와 상의하시기 바랍니다.'

앳되다시피한 젊은 의사가 진실로 미안한 듯 조심스럽게 '인숙' 오른쪽 유방 조직검사 결과를 알려준다.
'……'
'……'
둘 다 말없이 병원 문을 나섰다. 나는
'아! 이제부터 우리들의 인생길은 달라지겠구나!'
라고 몇 번이고 울부짖었다.

암–게412–은 그렇게 출현하였다.

건네준 의견서를 들고 부랴부랴 시내 대학병원으로 달려 들어갔다
[入]. 2시간여 기다려 전문의 상담을 받게 되었는데,

"조직검사를 보니 확실한 유방암이며 크기로 보아서는 2~3기에 해당
됩니다"

라는 선언이 나왔다. 그리고 유방암의 성질과 각 기별로 유방암의 생
존율 등에 대해 친절히 설명해주었다. 곧장 입원도 가능하다는 말씀과
함께. 가족과 상의하여 결정하겠다는 말을 하며 나왔다[出].

4. 12

티없이 맑은 날이었다.

병원 야외 2층 주차장에 세워둔 승용차에서 울컥 치
밀어 오르는 슬픔을 이기지 못하여 하염없이 눈물과 흐느낌을 발산하
였다. '인숙'도.

"이런 일이 남의 일이 아니었구나!" 하는 현실과,

"왜 우리가?"

하는 원망 섞인 도피적인 마음이 뒤범벅이 되며 이성(理性)의 추락을
맛보았다.

집에 와서는 오히려 '인숙'은 현실을 직시하고 여러 곳에 전화를 걸기
시작하였다. 그리고 서울로 갈 것인가 아니면 그냥 천안에서 수술할
것이냐를 놓고 고민에 들어갔다.

다음 날.

나는 밤새 울었더니 눈은 완전히 붉어터진 꼴이 되었다. 오히려 '인숙'
이가 차분한 모습이다. 집 근처 종합병원엘 가보았다. 거기에도 유방
암 전문의가 있다는 사실을 알았기 때문이다. 자기도 잘할 수 있으니

여기서 지료받으라는 권유가 나온다. 친절한 설명과 암환자와 그 가족이 겪는 고통과 외로움 그리고 주위에서의 정성 등에 대한 현실론적인 마음의 다스림 등에 대해 좋은 말을 해주었다. 고마운 분이다.

이틀 동안의 우여곡절 끝에 서울에 있는 종합병원의 암전문센터에 예약을 하게 된다. 첫 진료일은 4월 19일. 나의 인생에서 이제 412는 잊어버릴 수 없는 날짜가 되었다. 왜냐하면 이 날짜 이후 인생길이 달라지게 되었기 때문이다. 그리고 그 달라진 인생길이 결국 정상적인 인생길로 탈바꿈될 것이다.

2. 하얀게와 서울게 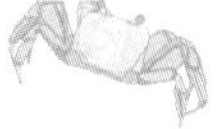

심리의 연상(聯想)

내가 태어난 곳은 물 건너[濟] 고을[州]인 제주의 함덕(咸德)이다. 해수욕장으로 꽤나 알려진 곳이다. 그곳 함덕 바닷가에는 하얀게들이 살고 있(었)다. 그 게들의 집은 하얀 모래밭에 일군 구멍들이다. 작은 놈들이 하얀 모래 위를 발발 걸어가거나 뛰어갈 때의 그 모습은 아름답다[그림 1.1]. 어릴 적 가끔 여름이 아닐 때 해수욕장 근처 바닷가에 가보면 어김없이 그 하얀게들이 즐겁게 놀고 있는 모습을 보곤 하였다. 잡기는 힘들었다. 재빨리 구멍 속으로 숨어 들어가고 그 구멍은 또 어찌나 깊었는지 어릴 때의 조그만 손으로는 접근하기가 힘들었기 때문이다.

사실 게와 암은 아무런 관계가 없다. 게로 인해 우리가 암에 걸리는 것은 물론 아니다. 단순히 암을 뜻하는 영어 단어인 cancer가 게를 의미하는 것으로 되어 있다는 그 단 하나 사실 때문에 게와 암이 서로 만난 것이다. 더욱이 그러한 만남이 다시 나를 유년시대로 이끌면서 나의 고향 바닷가와 그 바닷가에서 놀던 하얀게가 불현듯 떠오르게 만든 것이다. 의식을 가지고 기억을 더듬는 인간 본성의 능력이 참으로 놀랍

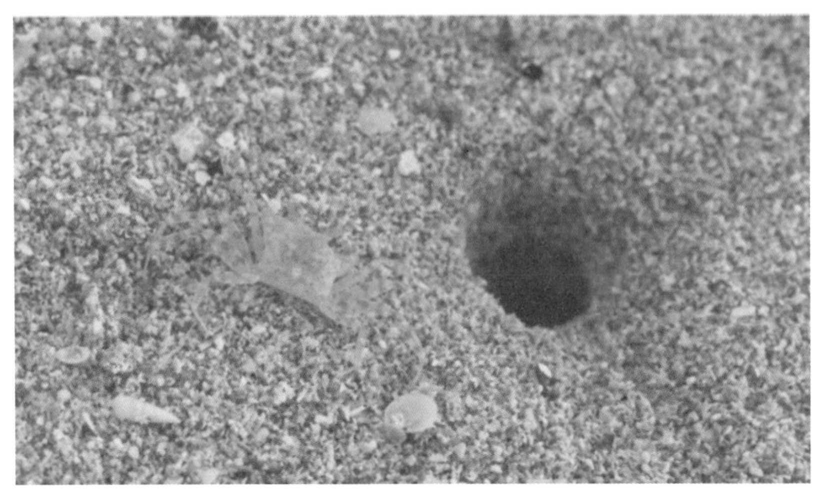

[그림 1.1] **하얀게**. 하얀 모래밭에 구멍을 파서 서식하는 게의 일종으로 모래 색깔에 적응하여 하얀색(보호색)이다. 따라서 그림에서 보듯이 모래와 구별하기 어렵다. 학명은 조사해보지 않아 모른다. 제주 모래밭에서 산다. 함덕해수욕장 모래 해변에서 촬영된 것으로 사람들의 발길이 잦아 점차 사라지고 있다.

기만 하다.

묘한 감정이 인다. 그 순한 하얀게와 그 하얀 모래 그리고 조용히 흐르던 바닷물의 고요함이 죽음을 연상시키는 '암'의 출현에 의해 연상(聯想)이 되다니. 그러면서도 굳이 '게'라는 단어를 빌려 '인숙'이의 암 전쟁을 이야기하고 또 보편적으로 암이라는 의학용어를 게와 대비시키는 것은, 어쩌면 나 자신이 '암'이 주는 불길하고 어두운 이미지를 벗어던지고 싶은 욕망이 우선 작용한 결과라고 하겠다.

암이 cancer로 불리게 된 역사적 사실은 이렇다.

"암에 해당하는 단어가 의학 문헌에 처음 등장한 것은 기원전 400년 경 히포크라테스 시대였다. '게'를 뜻하는 그리스어는 카르키노스 (karkinos)이다. 히포크라테스는 부푼 혈관들에 움켜쥐듯이 둘러싸인 종양을 보고, 모래 구멍에서 다리들을 원형으로 펼치고 있는 게를 떠 올렸다. 그 이미지는 특이했지만 생생하기도 했다. 그러나 실제로 게 를 닮은 암은 거의 없다. 암의 역사와 교차하는 또 하나의 그리스어가 있다. 바로 종양을 묘사할 때 쓰는 단어인 온코스(onkos)이다. 종양학 (oncology)이라는 이름이 이로부터 유래하였다. 온코스는 덩어리나 짐 또는 일반적으로 부담을 뜻하는 그리스어이다. 암은 몸이 진 무거운 부담이라고 인식되었다." [1].

서문에서 밝혔지만 '암'은 세포의 과다증식 현상이다. 자기가 자라는 생체가 완전히 죽을 때까지 그 성장을 멈추지 않는다. 즉 에너지를 공 급받고 있는 이상 성장을 계속하는 것이다.

다음의 그림 1.2는 서울을 중심으로 펼쳐지고 있는 우리나라 수도권의 밤 영상이다.
묘하게도 이 영상은 게의 모습과 흡사하다.
나의 고향 함덕 바닷가에 사는 그 고운 하얀게의 모습은 아니다.
어딘가 끝 가는 데를 모르는 탐욕스러운 게의 모습이다. 사방으로 뻗 은 도로들은 실핏줄 같고 그것을 타고서 확장되는 시가지는 게의 발들 의 확장과 함께 게들의 알들 즉 암세포의 확장을 연상시킨다.
이 공룡 **서울게**가 결국 대한민국 전체를 삼켜버릴 태세이다.
사실 경제와 문화는 물론 정치 및 사회적으로도 이미 그러한 단계에

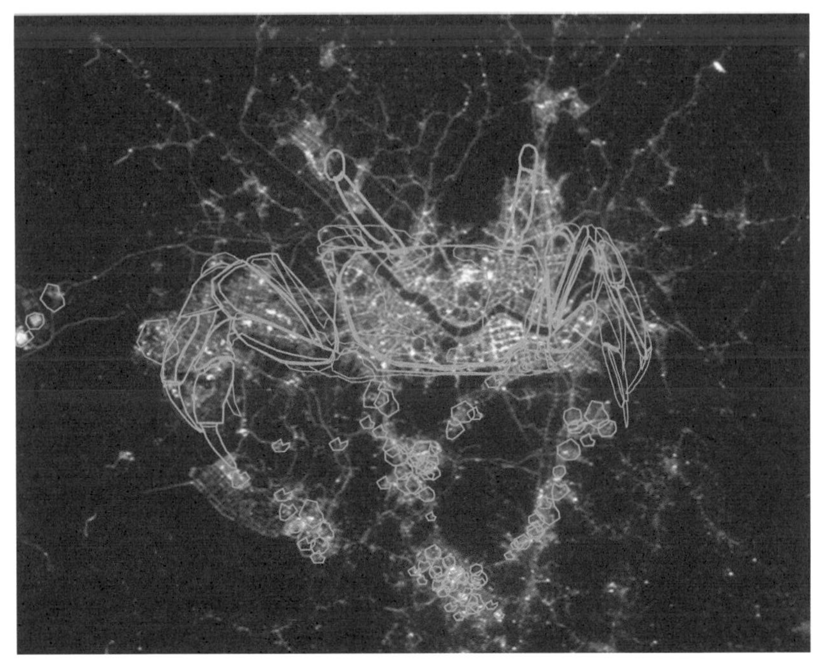

[그림 1.2] 대한민국 수도권의 밤 모습이다. 서울을 중심으로 그 주위로 확산되는 도시화의 모습이 적나라하게 보인다. 서울을 몸통으로 하는 **게** 의 모습과 흡사하다. 핏줄을 통하여 자기 세포를 증식시키는 암세포의 확산과 비슷하지 않은가? 여기서 게의 눈은 과장하여 그렸다.

도달해 있다.

5천만의 인구를 가진 나라에서 이 **서울게**가 그 반을 차지하고 있는 것이다.

거대한 암세포임에 틀림없다.

국가 전체를 파멸로 몰고 갈 수도 있는 이 서울게와 함께 우리에게는 암적 존재라고 불리는 다양한 '게'들이 존재한다.

나는 여기에서, 즉 '**게412**'와의 전쟁 와중에서 이러한 사회적 병리 현상들인 다양한 '**게**'들의 모습을 가끔씩 선보일 것이다.

3. 잔인한 4월

4. 13 어김없이 해는 지고 또 떠올랐다.

왠지 모를 죄책감과 안타까움에 눈물은 계속 나오고, 아내의 얼굴을 쳐다볼 수 없다. 어찌해야 하나. 이제 달라진 인생길을 둘이서 차분히 그리고 더 행복하게 걸어야 한다.

"흔들리면 안 된다"고 몇 번이고 다짐을 한다.

암전문 종합병원에서 진료를 받기 위한 사전 준비들을 하기 시작하였다. 아내랑 처음 조직검사 결과를 통보받았던 병원에 갔다. '의뢰서', '진단서'를 다시 발급받고 조직검사 영상 '슬라이드'를 신청하였다.

마음 잡으려 '수철리'로 향하였다. 도중 순두부 전문 음식점에서 점심—콩국수, 해물순두부—하면서, 직장 동료 교수에게 전화하여 암치료에 대해 물어보았다. 이분의 아내가 갑상선암에 걸려 고생했다는 이야기를 들었기 때문이다. 이분도 집과 가까운 곳에서 치료를 받을까를 고민하다 결국 서울로 가서 치료했다며 집에서 갔다 왔다 하는 것 등은 남편으로서 충분히 극복할 수 있었다는 이야기를 들려주었다. 이 문제만큼은 할 수 있겠다는 자신감이 붙었다.

'수철리'에 들렀다.

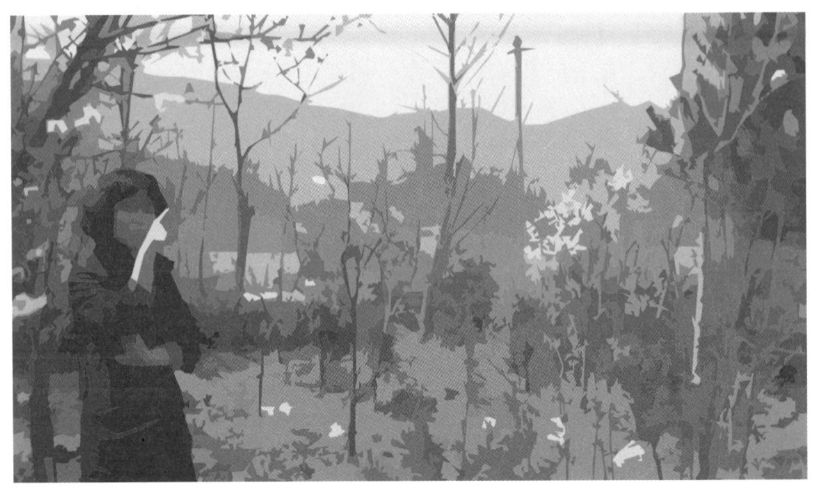

[그림 1.3] 수철리에서의 '인숙.' 피어난 봄꽃들과 대화를 하고 있다.

매화, 앵두, 벚꽃, 배꽃, 진달래 등이 우리를 반긴다. 돌단풍, 노랑붓꽃, 할미꽃 등 야생화들도 생명의 싱싱함을 뿜어내며 우리를 반긴다. 뭉클하다. 그 깊게 스며든 공포감이 그대로 스미어 있는 '인숙'이건만 그냥 그네들과 인사를 한다[그림 1.3]. 경건하다 못해 숭고스럽기조차 하다.

집에 왔다가 보험회사에 갔다. 아내가 이런 일을 대비하여 병원 실비 보험을 들어두었다는 사실을 이제야 알게 되었다. 둘이서 오붓이 집 근처 월봉산(月峰山)을 올랐다. 공포와 불안을 안고서 오르내리는 우리를 이 월봉산은 걱정하지 말라며 위로하는 듯했다.
고마운 산이다.

4.14

다시 날이 밝았다. 그래도 어제는 잠을 잤다.
오전 주민센터에 들러 빌려다 본 책을 반납하고, 대형

26

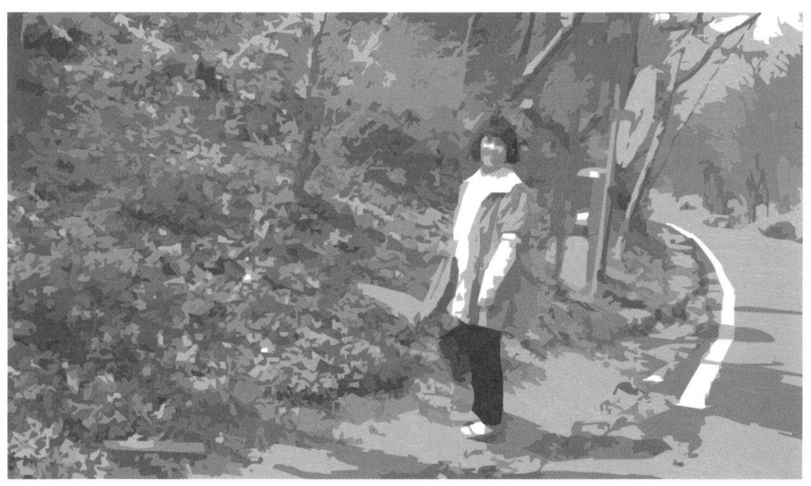

[그림 1.4] 봄과 '인숙.'

마트 옆 서점에 들러 막내딸 '우주'의 고등학교 참고서 2권(각 17,000원)을 구입하였다. 이제는 대학교재보다 더 많이 드는 것이 고등학교 책(참고서적)들이다. 그것도 한 과목에 한두 권 하는 것도 아니다. 쪼개고 쪼개어 부풀리는 행태의 전형이다. 터미널로 가서 커피전문점에 들러 내가 애용하는 커피 '스마트라' 3봉을 샀다. 이어 태조산 야영장으로 가보았다. 실로 오랜만이다. 천안에 처음 왔을 때 외로움을 달래려 태조산과 각원사에 자주 갔었다. 둘이서 조용히 마음을 주고받으며 산책을 하였다. 인위적으로 가꾸긴 했지만 야생화를 심은 산책로 옆 화단에서 봄의 내음을 맡고 사진을 찍으면서 한시름 달랬다[그림 1.4].

근처 음식점에서 잔치국수로 점심하였다. 그리고 커피와 포도주스를 마시며 봄기운을 몸에 부둥켜안았다. 돌아오는 길에 산림조합에 들러 목단 2개(화분)를 사가지고 왔다. '인숙'이 목단을 무척 좋아하는데 수철리에 심어 마음의 위로 '화'가 되도록 해야겠다.

'인숙', 다시 머리 아파한다. 불안하다. 아무 일도 없어야 하는데. 암 이겨내는 것도 힘든데.

어제에 이어 오늘도 둘이서 월봉산을 올랐다. 하루가 이렇게 빠르구나. 가슴을 누르면 아파한다.

나 또한 가슴[心]이 아프다.

4. 15

흐린 아침이다. 그래도 엷은 햇빛이 스며든다. 커피를 한다. 아내를 바라볼 때마다 무언가 모를 죄책감과 안타까움에 울컥하는 마음이 계속 우러나온다.

오늘은 '설화산'으로 가보았다.

"실로 오랜만에 왔구나!"

작년 생각하며 맹씨 마을로부터 난 등산로를 따라 올랐다. 작년 노루귀가 만발했던 곳에 이르니 사뭇 상념에 젖어들게 되었다.

"어김없이 노루귀는 나와 봄을 맞이하고 있는데 우린 작년에 맞았던 그때하고 지금의 마음은 전혀 다르구나."

의식을 가진 우리 인간의 숙명이다.

복숭아나무가 있는 휴식 터에서 잠시 쉬었다. 아직 꽃은 피지 않았다. 이제 온갖 식물들은 기지개를 켜며 생명의 찬란함을 펼치려 한다. 겨우내 움츠러들었던 공기마저 이제 훈훈한 냄새를 피우며 우리를 반긴다. 나무들의 가지마다에도 생명의 입김이 따스하게 번지고 있다. 그러나 우리에게는 그 '게412'의 출현으로 이 춘사월이 잔인한 사월이 되어버렸다. 그러나 슬프다고 게412가 스스로 물러가지는 않을 것이다.

산에서 내려와 수철리에 들렀다. 1시가 넘었다. 서둘러 우동으로 점심

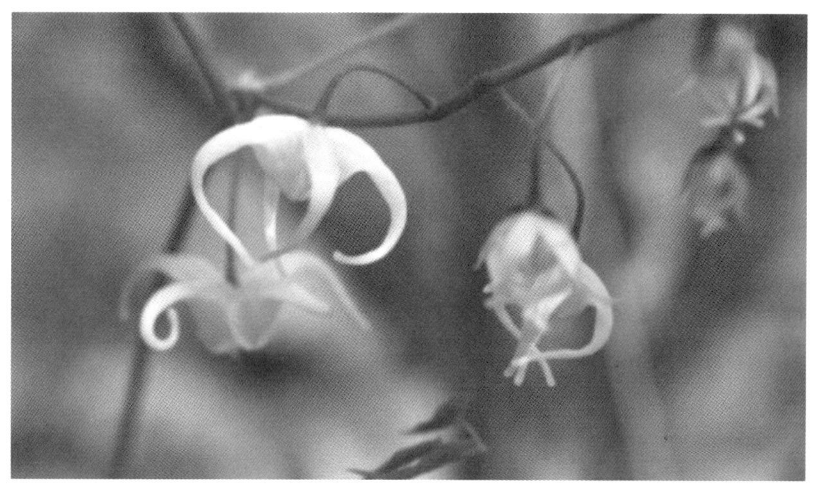

[그림 1.5] '수철리'에 피어난 상록 삼지구엽초.

하였다.

아, 그리고 보니 상록 삼지구엽초가 노란꽃을 피웠다[그림 1.5]. 살구, 앵두 등도 화사하게 꽃을 피우고 있다. 우리들의 마음엔 잔인한 4월이 지만 자연은 화사한 4월이라고 대답하고 있다.

4. 16

맑은 날이다. 6시 10분경 일어났다. 피곤함이 흐른다. 예전 같지가 않다. 산을 탈 때는 모르는데 아침에 일어날 땐 어김없이 나이를 느낀다. '인숙'이는 오죽할까?

정말 오랜만에 만뢰산을 둘이서 올랐다. 만뢰산은 충북 진천군과 천안 시 병천면 경계에 있는 산으로 높이는 612m이다. 멀지 않고 산세가 좋 아 둘이서 가끔 찾는 산으로 특히 '보탑사'라는 조그만 산사가 있어 마 음 달래는 데는 안성맞춤의 장소이다.

좋은 날씨에 좋은 바람이 불었다. 원추리 잎을 따면서 조용한 봄바람
을 맞으며 산을 탔다. 왠지 모를 숭고함이 올랐다.

무엇일까?
이 가슴 뭉클한 훈훈한 봄바람의 정체는? '인숙'을 향한 사랑? 생명의
숭고함?
보탑사에는 부처님 오신 날을 맞으려 봄꽃들마냥 모든 것이 부풀어오
른 모습이다. 형형색색으로 매달아놓은 연등 밑에 들어서니 마치 천국
에 들어선 기분이다. 묘한 감정이 인다. 과연 이 만다라 같은 연등들이
'인숙'의 앞날에 대해 무어라 말하고 있을까? 저 멀리 보이는 산들.
"생명의 끈은 누가 만들어놓았나",
그리고 그 "생명을 의식하는 인간은 왜 존재하는가"를
저 말없는 산들은 알고 있는 듯 무거운 침묵을 뱉어내고 있다.

화려한 연등, 산과 어울리는 절의 보드라운 선들, 부드럽게 꽃을 피우
는 야생화들 모두 의식을 가진 우리 인간이 만들어낸 마음의 등불들이
지 않은가.
생명의 찬란함을 증명하는 의식(儀式)의 산물이 아닌가? 이제 나와 인
숙은 그 생명을 위협할 수 있는 '게'의 출현을 맞이하고 그 생명에 대한
공포를 가슴에 안고 조금이나마 위안을, 아니 잊어보고자 이곳에 왔다.

저 연등은 우리에게 또 무엇이란 말인가?
어느 유명 선승의 말씀에,
"사랑과 미움을 떠나버리면 모든 것이 환하게 밝혀지리라"고 하지만

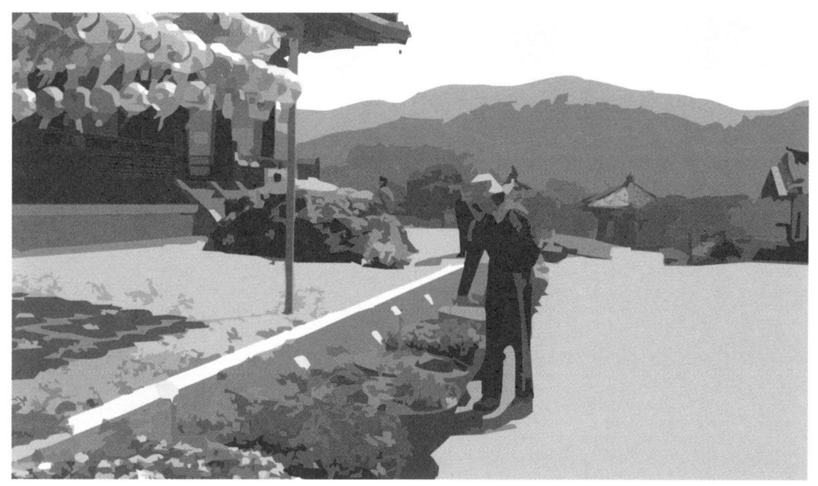

[그림 1.6] 화려한 연등과 화사한 봄꽃들과 함께하는 '인숙.' 뒤에서 말없는 산들이 굽어보고 있다.

그것은 어디까지나 생명의 온전함이 보장될 때의 마음 다스림에 대한 경구이다.

생명에의 위협이 코앞에 있어도 그러한 한가한 말씀을 할 수 있을까?

집으로 돌아왔다. 집 베란다에 앉아 내일을 설계한다. '인숙'은 진료병원인 암센터 웹에서 유방암 정보를 들여다보고 있다. 앞으로 우리네 인생, 어떻게 진행될 것인지.

달이 떴다. 아! 밝은 달이다. 베란다 창문을 통하여 나를 굽어보고 있다.

'인숙'이와 막내 '우주'는 TV를 보고 있다. '몽땅 내사랑'이라는 일일연속극이다.

그냥 아무 일도 없었다는 듯이 흘러가면 안 되는 것일까?

4.17 6시 50분경 일어나다. 산엘 올라서인지 몸이 뻐근하다. '인숙'은 먼저 일어났고.

둘이서 조용히 아침식사를 하고서는 월봉산엘 올랐다.

시원한 바람이 봄빛처럼 흘러가고 있었다. 그냥 좋다. '인숙'이랑 있는 것이. 같이 걷는 것이. '인숙' 곁을 떠나고 싶지가 않다. 피곤함도 없다. 11시 조금 지나 큰딸 '은하'와 막내 '우주'를 데리고 모두 백화점으로 갔다. 실로 오랜만에 쇼핑을 같이했다. '인숙'과 나의 재킷, 바지 등을 샀다. 집에 와서 옷을 입어보고 사진 찍고 하며 어린애들처럼 즐거워하였다.

어제는 달이 떴는데 흐렸는가 오늘은 없다. '인숙'은 오늘도 '몽땅 내사랑' 코메디 드라마를 보고 있다.

내가 사는 천안에는 용(龍)과 봉(鳳)은 물론 달[月]과 해[日]에 얽힌 이름들이 많다. 일봉산, 월봉산, 봉서산, 쌍용동 등. 하늘 아래 편한 고을이라는 천안(天安). 나지막한 산들의 이름과 동네 이름들은 상서(祥瑞)롭다는 전설의 용과 큰 새인 봉 그리고 천지를 다스리는 해와 달로 지어져 있다. 이것을 보아서는 분명 성스럽고 편한 고을임에는 틀림없다. 사람들은 천안을 큰비(홍수)와 가뭄 그리고 폭설이 없어 그렇게 불리게 되었다고 이야기도 한다.

나는 자동차를 타는 것보다 걷는 것을 좋아한다. 도회지를 느긋하게 걸어다니면서 그 도시가 내뿜는 진정한 호흡을 같이하는 것을 낙으로 삼는다. 그러나 우리나라 도회지에서는 그러한 느림과 여유의 낙은 불가능하다. 하늘 아래에서 가장 편한 고을이라는 천안도 예외는 아니다. 답답한 아파트를 떠나 거리로 나오는 순간 온갖 방해물과 소음으로 가득 찬 거리를 만나게 된다. 뒷골목은 아예 자동차에 점령당하여 걷기조차 힘들고 인도 역시 불편함은 극에 달한다. 조그만 횡단보도를 건너려 하여도 걸핏 하면 신호등이 제어하고 바로 횡단보도 라인에 떠억 버티고 서 있는 불법 차량들은 우리들의 인내심을 항상 테스트하곤 한다. 설령 차를 몰고 나와도 상황은 변하지 않는다. 넓은 도로의 3분 의 1은 불법 차량들로 점령이 되어 있고 신호등의 효율성은 거의 제로에 가깝다. 심지어 오른편 끝 차선에 정직하게 서 있어도 안 된다. 우회전 차량들이 비키라고 생난리를 친다. 우회전하는 것 을 무슨 특권으로 아는 것이 우리들의 현 자화상이다.

우리나라 횡단보도만큼 폭이 넓은 나라가 또 있을까? 차 한 대가 거뜬히 들어갈 수 있는 폭이다. 아닌 게 아니라 자연스럽게 그곳 에 들어가 신호등을 기다리는 것이 일상화된 지 오래이다. 정지 선이 왜 있는지조차 인식을 못한다. 사거리 모퉁이를 왜 곡선으 로 해놓았는지 의미조차 모르고 행동한다. 버젓이 그곳에 주차 하는 것을 당연히 여긴다. 시야를 가리면 사고의 위험이 얼마나 높아지는지 전혀 의식이 없다. 뭐라고 지적하면 바로 험한 얼굴 로 무장하며 육자배기 소리가 나온다. 남자든 여자든. 왜 우리는 이러한 불편함과 어지러움과 억지로 무장하며 살아가는 것일까? 여기 하늘 아래에서 가장 편하다는 천안에서만큼은 그러한 천박 한 문화가 정착이 된 지 오래이다. 슬픈 우리들의 얼굴들이다. 하여튼, 용에게, 봉에게, 해에게 그리고 달에게 얼굴을 들 면목이 없다.

4. 18

날씨가 나빠졌다. 추워졌다. 9시경 학교로 갔다. 연구실에서 밀렸던 일들을 처리하며 마음을 추슬러 보았다.

오후로 들어서니 비가 내리기 시작하였다. 집에 혼자 있을 때면 자꾸만 눈물이 나온다. 마음을 가다듬지만 거꾸로 내가 외롭다는 생각으로 또 불안감이 증폭된다.

내 슬픈 마음이 구름이 되더니 불안감은 먹구름으로 변하고 결국 눈물이 비가 되어 흐른다.

비가 나리더니 그 속으로 어둠이 내려 깔린다.

내일 어떠한 결과가 나올까? '인숙'이가 오히려 나보다 걱정을 안 하는 것 같다. 고맙기만 하다. 좋다.

人生이 새로 시작되는 것인데.

나의 불안감은 나의 부덕(不德)으로 끝나야 한다.

의식을 가진 죄로 우리는 불안감에서 벗어날 수는 없다.

대신 맡아줄 수도 없다.

따스한 봄볕과 생기 있는 야생화들을 뒤로하고 내일부터는 겪어보지 못한 길을 간다. 이 길이 야생화와 봄볕과 같이 가는 새로운 마음의 길이 되었으면 한다. 나 자신, 이 길을 걷게 되면서 과거와 현재 그리고 미래를 묵묵히 받아들이며 챙기는 그 마음의 길 말이다.

혹시 몰라 옷과 세면도구 등을 챙겼다.

4. 첫 진료

4. 19 드디어 전쟁을 수행하기 위한 첫 격전지로 향하였다.

07:10 출발.

08:40 병원 도착. 암센터 지하 5층 주차장.

1층 암센터 진료 접수처: 조직검사 결과 CD, 슬라이드, 의뢰서, 레포트 등 제출.

설문지 작성(2장): 과거 병명, 심리상태 등.

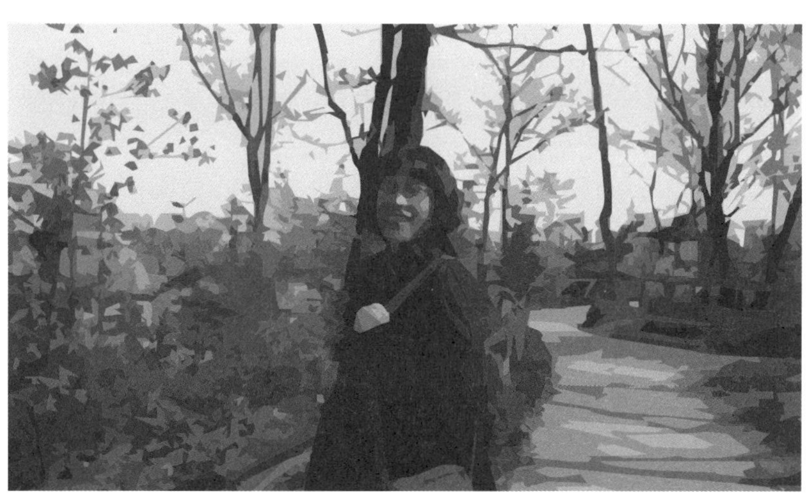

[그림 1.7] 병원 동산에 있는 산책길에서 활짝 웃는 '인숙.'

진료 시간이 남아 있어 병원 숲길을 산책하였다.

마음 달랜다. 불안한 마음이야 오죽하겠냐만 그래도 '인숙', 웃는 얼굴로 봄나들이 나온 나무들과 인사한다[그림 1.7].

화사하다. 아름답다. 봄바람이 더불어 '인숙'을 감싼다. 포근하다.

열시 사십분.

드디어 호출 명령이 떨어졌다. 복도에서 얌전히 앉아 기다리다 그 호출소리에 진료실로 무겁게 들어갔다.

"수술하며, 오른쪽 유방 모두 도려냅니다."

2분여 만에 끝났다. 앞뒤 설명도 없다.

간단하다.

첫 격전지에서의 그 냉정함.

역시 전쟁터는 전쟁터구나.

이 싸늘함.

이 싸한 공기가 앞으로의 전쟁의 방향을 말해준다.

이 첫 진료는 암에 걸린 환자들 각자에 있어서는 일생 중 가장 극적인 순간이다. 그럼에도 이를 진료하는 의사 입장에서는 그저 평범하고 흔한 한 사건일 뿐이다. 흔히 그랬듯이 우리 역시 그저 평범한 환자이며 늘 그래왔듯이 암의 진행 상황에 따른 매뉴얼식 절차에 의해 치료된다는 전갈을 받는 한 객체에 불과하다는 사실을 일깨워준다. 다시 말해 이미 조직검사에 의해 판정이 났고 이를 전문 의사가 확인함으로써 치료를 위한, 즉 전쟁을 치르기 위한 작전은 이미 주어졌다는 의미이다.

그리고 이 매뉴얼식 작전에 의해 이미 정해져 있는 치료과정의 매뉴얼에 따라 공격 명령이 결정된 것이다. 이것은 전문의 역시 그러한 체계 속에 갇힌 프로그램화된 기계가 아닌가 하고 순간 머리를 휩쓸고 지나갔다.

아니, 우리 인간 모두가 이미 프로그램화된 지구라는 유기체적 조직 체계에서 움직이는 단순 세포화된 기계일는지도 모른다. 의식을 가진 인간은 우리 기준으로 지구를 보고, 우주의 나이를 계산하며 뽐내고 있지만 그것은 어디까지나 인간중심적 의식의 산물일 뿐이다.

의식이 있기에 죽음을 두려워하고 내일을 생각하며 남을 미워하고 사랑하는 것이다. 의식의 세계에서 죽음만큼 공포스럽고 잔인한 심적 요소가 있을까? 인간은 죽을 수밖에 없는(mortal) 존재이다. 그럼에도 죽음의 공포에서 멀리 떨어져 있는 것은 언제 죽음을 맞이할지가 정해져 있지 않기 때문이다. 만일 자기의 죽음이 언제 어느 날 결정이 되어 있다면 바른 의식의 행사는 불가능할 것이다.

암이 주는 공포는 그 병에 걸렸다는 사실이 아니라 죽음이 나에게 바로 다가왔구나 하는 죽음에 대한 공포 때문인 것이다.

암이 비록 난치 혹은 불치병이라 하여도 약에 의해 꾸준히 관리된다면 암의 공포로부터는 바로 해방될 것이다.

그러한 본연적인 공포감을 가진 한 인간을 앞에 두고 그렇게 간단히 2분여 만에 녹음된 듯한 진료 결과를 프린트하듯 말할 수 있을까?

마치 아무렇지도 않은 듯이 유방을 만져 보며 많이 커져 있으니 모두 도려내야 한다는

건조한 기계적 전달이 과연 그 환자에게 어떠한 도움을 줄 수 있을까?

없다.

그저 공포감과 실망감만 더 증폭시킬 뿐이다.

우리나라 특유의 의료 사정-큰 병원 선호에 따른 유명 전문의의 과잉 진료-을 감안하면 2분여의 짧은 시간을 어느 정도 이해 못하는 것도 아니다. 그럼에도 불구하고 우리는 이러한 기계적인 진료에는 **실망을 넘어 분노**하게 된다.

사실 그 2분은 짧은 시간이 아니다. 그 2분을 영원처럼 느낄 수 있도록 진료 의사는 기계적인 답변에 앞서 인간 의식을 꿰뚫고 심적인 안정성을 부여할 수 있는 짧은 몇 마디를 만들어주어야 한다. 그것이 진정한 프로 정신이며 인류적 생명을 재창출하는 원천인 것이다. 그것은 단순한 의사의 영역을 넘는 인류애를 실천하는 성자의 길과 같다.

이 얼마나 숭고한 일인가?

그런데 그러한 숭고한 길을 내팽개치다니!

안타까운 일이다.

이러한 전문의의 태도는 결국 유명 암센터 병원들이 사실상 진료에 필요한 의료기기들이 잘 갖추어진 그리고 그에 따른 매뉴얼식 치료 과정

에 따른 결과이기도 하다. 최첨단 고가의 의료장비들–이 모든 장비들은 사실 치료를 위해 발명된 것이 아니라 대부분 물리학 연구, 그것도 핵물리학 연구를 위해 고안된 측정 기기들이 응용화가 된 것이 대부분이다. 그러한 기기에 의해 정확히 측정된 자료를 보고 해석하여 수술하고, 수술이 끝나고 난 다음에도 매뉴얼에 따라 화학 요법과 방사선 치료가 진행되는 것이 엄연한 사실이다.

이 **'게'** 와의 전쟁을 치르면서 원천적으로 고마움의 끈을 놓지 않은 사람들이 있다. 그 사람들은 다름 아닌 이 '암' 과의 전쟁에서 자기 일생을 걸고 사투를 벌이며 현재의 치료방법과 그 기술을 얻어낸

서양의 선구자적 의사들이다.

생각해보자.

이 사람들은 실험을 위하여 자기 자신이 실험 대상이 되는 것도 마다하지 않았다. 더욱이 온갖 비난과 오해에도 꿋꿋하게 버텨내며 오직 '암' 이라는 적을 대상으로 전쟁을 치른 장한 희생자들이기도 하다.

공교롭게도 올해 암에 대한, 아니 암과의 전쟁을 다룬 멋진 서적이 출판되었다. 내용의 충실함과 더불어 번역의 매끄러움으로 인해 그 전쟁의 역사가 바로 엊그제인 듯, 그리고 그 전쟁을 벌이는 선구자적 의사들의 숨소리가 바로 옆에서 들리는 듯하다.

이름하여 만병의 황제 '암.' 앞에서 소개한 참고문헌 [1]번이다.

내용은 무겁기 그지없다. 아니, 무겁다고 하기보다는 깊다.

우리나라 출판문화의 흐름을 보면 과학적이며 인간성을 깊게 나타내는 독서문화와는 다소 떨어지는 편이 아닌가 하고 반문해본다. 외국에서 '퓰리처상'을 받거나 그해의 뛰어난 교양서적을 보면 그 깊이와 내용의 방대함에 우선 놀라게 된다. 그리고 그러한 서적들은 시대를 뛰어넘어 꾸준히 서점에 전시되며 팔리고 있음을 알 수 있다.

이 책 역시 그러한 부류에 속하는 뛰어난 저서라고 할 수 있다. 이 저서가 과연 국내에서 얼마나 주목을 받았는지 궁금하다. 이 책을 우선 국내 암 전문의들에게 권하고 싶다. 여기에서 이야기를 펼쳐나가는 도중 이 책의 내용을 참고로 한 것이 종종 등장할 것이다.

백투더 퓨처: 2011. 7. 10. 저녁 8시 20분.

집 베란다에 앉아 엊그제 사온 이 책을 읽어 내려간다. 창가에는 빗방울 떨어지는 소리가 음험하게 어둠 속에서 울려 퍼지고 있다. 그 소리 속으로 질주하는 자동차의 메스꺼운 음향이 섞여 바람에 흩어지고 있다. 이 책에 나오는 암 전문의 자신도 암의 공격을 받아 방어하기에도 지치면서도 암과의 전쟁을 헤쳐나가는 그의 장렬한 길은 보는 이로 하여금 심금을 울린다.

"파버의 삶도 암과 충돌했다. 자존심이 강하고 자기 방어적이고 자신을 드러내지 않는 성격이었기 때문에 그는 암과의 전쟁이 사적인 투쟁과 뒤섞이는 것을 꺼렸다. 그는 사적인 일을 공개적으로 논의하기를 단호히 거부했다. 그는 자신을 덮쳐오는 그것의 그림자를 감지했다. 매일 저녁 그는 자신의 돛 없는 배로 해도에 없는 거친 바다를 힘차게 나아가면서 병동을 돌았다. 그는 암이 **포괄적 질병**이라고 주장했다. **환자를 육체적으로뿐만 아니라 심리적, 사회적, 감정적으로도 사로잡는 병**이라는 것이다. 다면적이고 여러 분야에 걸친 공격만이 이 병을 물리칠 기회를 얻을 것이라고 보았다. 그는 그 개념을 포괄의료라고 했다. 그러나 포괄의료를 제공하기 위해 온갖 노력을 다해도 **죽음은 가차 없이 병실로 기어들어왔다.**" [1].

눈물이 나는 대목이다.

그럼에도 불구하고 우리나라 전문의들의 수술과 치료 실력은 뛰어나며 이제는 세계적으로 인정받고 있다. 대단한 일이다. 그리고 기쁜 일이다. 세계 최고의 암치료 병원에서 치료를 받는다는 사실이 어찌 영광스럽지 아니하겠는가? 이 엄연한 사실에 그저 감사할 따름이다.

수술을 받기 위한 사전 검사에 들어갔다. 오늘이 1차.
그리고 2차는 5월 2일.
운명의 수술은 5월 6일(원래 5월 13일로 처음 내정되었으나 나중 일주일 앞당긴다는 통보를 받게 된다).

1차 검사에 들어가, 12시 30분에 끝남.
지하 1층 식당에서 해물덮밥으로 점심.
1시 반부터 다시 검사 시작하여 2시 10분경 끝남.
2시 반에 출발하니 4시에 집 도착.

진료 후 과정

1. 수납.

2. 유방 검사실.

3. 채혈실.

4. 영상의학(골다공증).

5. 방사선 촬영(가슴).

6. 입퇴원 수속.

2차 검사

1. 혈액(6시간 전 금식).

2. 유방 MRI.

3. 뼈검사(bone scan).

4. 심장초음파, 심전도, 폐기능 검사.

5. CT.

달라진 것은 없다. 그래도 마음은 놓이는 편이랄까. 아직 게임은 시작도 안 되었는데 3주(실제적으로는 2주) 동안 기다려야 한다. 그래, 산(山) 열심히 다니고 부지런히 지내자. 또 눈물이 난다. 한쪽 유방이 사라지는 것 자체가 얼마나 슬픈 일인가. 그러나 죽음하고는 비교할 수가 없다.

큰딸 은하가 스마트폰을 구입한다고 한다. 부모 속도 모르고. 그래, 나도 어렸을 적 참 철부지 없었지. 결국 은하는 물론 '인숙', 막내 '우주'도 스마트폰으로 교체하는 강수를 두었다.
그냥 기쁠 뿐이다.

이런 게 인생이지 않는가.

셀라비(C'est la vie).

5. 전쟁 전야들

이제부터는 암과의 전쟁을 치르기 위한 만반의 준비 태세를 갖추는 작업을 해야 한다. 그 준비과정에서 가장 중요한 것이 정신 무장. 정신이 해이해지면 전쟁에서의 패배는 당연한 것이기 때문이다. 그러나 그 정신무장이라는 것은 사실 실체가 없다. 진리의 참된 길을 얻겠다고 바위 앞에 가부좌를 틀고 몇 년을 버틴들 득도가 되는가? 차라리 평범한 일상생활을 하며 열심히 사는 것이 공포의 극복은 물론 전쟁에서 승리하는 참된 득도의 길이라고 본다. 그것이 참된 마음으로 무장된 무기가 아닌가?

지금부터 전쟁 전야들에서 보내는 우리들의 일상생활을 소개한다. 여기서 전야들은 수술을 받기 전까지의 나날들을 뜻하며 전야(前夜)라 한 것은 이 나날들이 곧 벌어질 전쟁의 바로 전날 밤과 같이 탱탱한 긴박감으로 이어지기 때문이다.

4. 20

6시경 일어나왔다. '인숙'이는 마음이 놓이는지 평상시와 다름없다. 아니 다름없다는 듯한다. 나는 걱정이 태산 같은데. 오늘은 조용히 수철리에서 마음을 다시 가다듬으련다. 꽃들도 꺾어오고. 이미 서문에서 밝혔듯이 '수철리'는 야생화와 나무와 그리고 흙을 너무도 좋아하는 지은이가 몇 년 전 마련한 근처 시골에 있는 텃밭의 이름이다.

‘인숙’은 친구들과 식사한다고 외출하였다. 은하가 짜장면을 해주어 같이 점심하였다.

2시경 ‘인숙’과 함께 수철리에 갔다. 그냥 좋다. 둘이서 조용히 바람과 흙과 같이했다. ‘인숙’ 친구가 4시경 집으로 찾아온다기에 일찍 집으로 돌아와버리고 말았다. 나는 혼자서 월봉산을 올랐다. 비록 고도는 낮지만 오르고 내리는 구릉들이 많아 마냥 올라갔다가 내려오는 단순 구조가 아니라 산행을 하는 맛이 나는 산이다. 시간이 날 때면 이 산을 오르내리며 나 자신과의 대화를 통해 마음을 가다듬을 때가 많다. 오늘도 조용히 흙을 밟으며 ‘인숙’과의 지나간 시간 속에 투영된 다양한 스펙트럼들을 되돌아보았다. 그리고 다가오는 전쟁에 대한 두려움을 마음속에 담으며 삶의 흐름을 반추해보았다.

4. 21

6시 조금 지나 ‘인숙’과 함께 일어났다. 밖은 흐리면서 안개가 흐르고 있었다. 오늘은 ‘인숙’과 함께 배방산을 올랐다. 1시간여 등산하기에 적당한 산이다. 이어 천안박물관으로 향하였다. 야생화 전시회가 열리고 있다는 첩보(?)를 접한 때문이다. 평소 야생화에 관심이 많다보니 전시해놓은 작품들을 감상하며 나름대로 품평도 해보았다. 삶의 언저리에서 짬을 내어 자연과 벗해 보고자 하는 그런 냄새가 풍기는 작품들이었다. 집 근처로 와서는 ‘굴칼국수’로 점심을 하였다. 맛있게 먹었다. ‘인숙’은 2시경 중국어 학습하러 갔다.

사실 '암'이라는 복병이 나타나지 않았다면 '인숙'은 나름대로 자기의
생활을 독립적으로 해나갈 작정이었다. 이러한 교양 학습을 통하여 새
로운 친구들과 만나 취미 생활을 하고, 또한 초등학교에 보조 학습 교
사로도 선택이 되어 보람 있는 사회생활을 할 터전까지 마련해둔 상태
였었다. '암'이라는 병은 겉으로 보기에는 멀쩡하며 정신적인 고통을
제외하면 악화되기까지 사실 생활하는 데는 지장이 없다. 이제 '게'가
나타났다고 일상생활을 완전히 포기하고 집에만 틀어박힐 수도 없는
것이 현실이다. 이렇게 마음 가다듬고 그냥 일상생활을 해주는 '인숙'
이가 너무 고맙고 자랑스럽다.

나는 중간고사 답지 등 부족한 일처리를 하였다. 5시경 '인숙' 돌아
왔다.

내일 '공학인증센터'에서 주최하는 워크숍에의 참가를 고민하고 있음
을 '인숙'에게 고백하였다. '인숙'은 가보라고 적극 권유한다. 나 자신
잠시 떨어져서 무언가 생각할 여유를 가지고 지금의 현실을 냉철하게
판단해보자고 마음을 먹어 보았다.

4.22

비가 나린다. '인숙'은 몇 주 기다린다는 것이 불안하
니 언뜻 '여기에서 치료해버릴까?' 하고 독백을 한다.
얼마나 불안할까.

어제 워크숍에 참가하기로 마음은 먹었지만 최종 결정은 서지 않았다.
고민고민하다 참가 교수가 많지 않다는 직원 얘기를 듣고서는 참가하
기로 결정하였다. '인숙'은 구역 예배하러 외출하고 나는 11시 반경 우
동으로 점심하였다. 혼자 있으려니 또다시 눈물이 나온다. 이래서는

안 되는데 하면서도, 뇌의 작용을 나 자신 어찌할 수가 없다. 1시경 워크숍 일행을 태운 버스를 타기 위해 남부대로를 걸어갔다. 공학교육센터는 공학교육의 활성화를 위해 설립된 조직체이다. 지방대학의 한계를 극복하기 위해서는 이러한 접근이 가장 좋은 듯싶다. 그래서 다른 것은 몰라도 이러한 교육 사업을 위한 프로그램에는 적극 참여를 하게 된다.

4. 23 7시경 숙소에서 일어나 밖으로 나와 산책하였다. 그리고 '인숙'에게 전화를 하여 서로의 마음을 주고받았다. 호젓한 산길을 걷다 '춘란', '말나리' 등의 야생화를 만났다[그림 1.8].

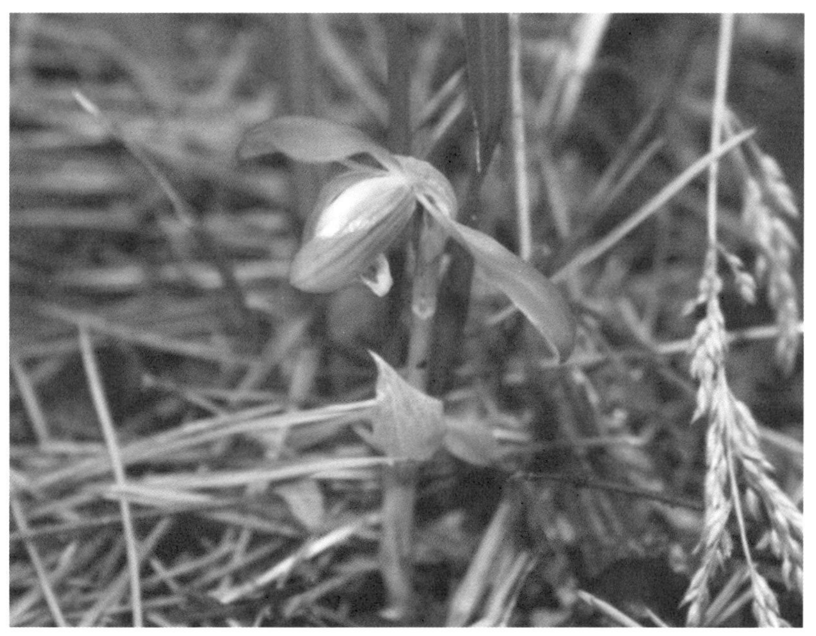

[그림 1.8] 전라도 땅끝 마을 어느 야산에서 만난 춘란.

반갑구나. 이렇게 때가 되면 생명의 푸르름이 이어지고 자연의 순리는 어김없이 진행되고 있음을 본다. 7시 50분경 아침식사를 하였다.
달라진 것은 없다. **세상은 여전히 아무 일도 없었다는 듯이 흐른다.** 이렇게 잠깐 '인숙'과 떨어져 있는 것이 어떤 의미가 있을까?

집에 도착하니 어느덧 저녁 8시가 되었다.
아! '인숙'이가 결국 눈물을 흘렸다. 잠자리에 들자마자 서럽게 울기 시작했다.
서럽지. 서럽고말고.

내가 해줄 수 있는 것은 없다.

슬프다. 도대체 대신해줄 수가 없다. 피곤하여 잠이 들고 말았다. 내가 밉다.

4.24

오늘은 '두타산'으로 갔다. 충북 증평 초평저수지 근처에 있는 산으로 둘이서 가끔 올랐던 산이다. 일기장을 보니 2008년 10월에 가본 것이 가장 최근의 것이다. 정상에 오르니 어느덧 12시. 사과와 귤로 요기를 했다. 수수꽃다리가 예쁘게 피어 있었다. 그래도 같이 산행을 하면서 위로를 하니 '인숙'이도 마음은 조금 진정되는 듯하다. 하지만 그 심정이야 말로 표현할 수 있으랴. 하산하니 1시 반. 서둘러 병천으로 갔다. 그곳서 우렁쌈밥으로 점심을 하였다.
소원이다.

이번 '게'의 출현이 우리의 인생길에서 색다른 경험으로 이어지는 단
순한 한 사건이기를, 그래서 더 깊은 삶의 정이 흐르게 되는 계기로 되
기를.

4. 25 수철리에 가서 텃밭을 정리하기 시작하였다. 야산이
라 조금만 빈틈을 보여도 온갖 풀들이 기세 좋게 자
기 자리를 잡는다. 이른 봄에 제대로 관리를 안 하면 여름이 들어서면
서 그야말로 풀밭 세상으로 변하기 마련이다. 힘들더라도 고추와 채소
등을 심어 해 먹기로 하였다. 수술이 끝나면 건강식으로 해야 할 터이
니 이보다 더 싱싱한 채소가 어디 있겠나 싶다.

4. 26 지난 밤엔 군대 두 번 가는 꿈을 꾸었다. 마음이 불안하
면 어김없이 나타나는 꿈이다. 꿈속에서도 내가 군대
를 두 번 가게 되었다는 사실을 알아 여러 가지로 하소연해보지만 번
번이 실패를 하곤 한다. 두려움의 발로이기 때문이다. 실제로는, 군대
를 마쳐 집에 돌아오고서는 곧바로 다음 날부터 군대 일은 철저히 잊
어버렸었다. 그런데 나이 40이 넘어 언제인가부터는 종종 이 군대 두
번의 입대 사건이 꿈에 출현하기 시작하였다. 특히 호주에 연구년으로
1년 동안 있을 적에 자주 출몰을 하였는데 아마도 가족에의 책임, 즉
가족 안전에 대한 중압감이 결국 군대 두 번 입대라는 최악의 상황으
로 나를 몰아넣지 않았나 한다.

사실 꿈의 존재가 외부 적으로부터의 보호를 위한 진화의 산물이라 하
지 않았는가.

보라, 이 뇌의 작동을.

어느 고대 성현은 꿈과 현실은 구분할 수 없다고 하였는데, 허기사 현실이든 꿈이든 결국 뇌의 작동에 따른 우리 의식의 발로가 아닌가?

나는 무엇인가?

'인숙'이의 존재는 나에게 무엇인가?

9시경 '인숙'과 함께 나들이에 나섰다. 집 근처 월봉산을 타고 대형마트 근처에 있는 식당에서 칼국수로 점심하는 코스이다. 그러곤 '인숙'은 바쁘게 은행 일을 보았다. 방치해두었던 애들 어릴 적 사진들을 꺼내어 각자의 방에다 걸어주었다.

4. 27 음침한 날이다. 구름이 잔뜩 끼어 어둡다. 9시 10분경 은하랑 학교에 나갔다. 절친한 교수에게 아내 암 발병 사실을 알렸다. 알릴 필요가 있었나 하고 후회도 해보았다. 결국 모든 짐은 우리 가족이 지는 것이다.

5시 반경 '인숙'과 함께 월봉산을 올랐다. 그토록 부지런히 산에도 다녔고 건강했다지만

'게'는 그렇게 불현듯 찾아오는 불청객임을 우리는 알아야 한다.

4. 28 오늘도 6시에 일어나왔다. 10시 반경 '인숙'은 외출하고 나는 절친한 교수를 만나 점심을 같이하였다. 그분 왈, 아내는 불치의 병에 해당되는 단백질 관련 병에 걸려 있고 둘째

는 작년 면역 항체 체계가 어긋난 병에 의해 고생했다고 고백을 한다. 개인의 삶속을 들여다보면 모두가 어렵고 견디기 힘든 사연들이 있음을 알게 된다.

그래서 인생은 처절한 것이다.

나중에 책을 통하여 알게 된 사실이지만 단백질 유전자의 잘못된 코드에 의해 발생되는 병은 유전이 되며 결코 고칠 수 없는 경우가 허다했다. 물리적으로는 해결할 수 없는 생물학적 메카니즘. 그래도 인간은 언젠가 그 코드를 읽어내게 될 것이다.

분명한 것은 원자가 모여 분자를 이루고 그것이 더욱 뭉쳐 단백질을 만드는데, 여기에는 반드시 전자들의 분포가 중요한 역할을 한다는 사실이다.

전자 이야기

전자는 다양한 형태로 발현된다. 가장 익숙한 모습이 전류이다. 우리가 쓰는 전기에너지는 사실 전자의 흐름을 유발시켜 전류를 얻고 이를 발판으로 에너지로 변환시키는 것이다. 보통 전기역학이라 부르며 가장 잘 알려진 물리학에 속한다. 그러나 현대물리학, 즉 양자역학이 탄생되면서 전자의 모습은 획기적으로 바뀐다. 입자가 아닌 파동의 모습으로 나타나는 것이다. 이때 원자라고 하는 극한 작은 세계에서는 전자는 파와 같은 모습으로 존재할 수 있으며 특유의 에너지에 해당되는 빛을 발한다는 사실이 밝혀졌다. 그리고 원자가 모인 분자에서도 전자의 운동에 따라 빛을 발하며 이때 우리 눈이 감지할 수 있는 빛이 나오기도 한다. 그런데 원자들이 모여 분자를 이룰 때 그 결합의 역할을 해 주는 것이 곧 전자들이다. 이때 외부의 영향에 의해 이 전자들이 어떻게 움직이고 분포하느냐에 따라 분자들의 운명이 달라지게 된다. TV나 스마트폰에서 사용되는 유기발광소자인 OLED 디스플레이 역시 특정의 분자들의 전자 상태에서 나오는 빛을 이용한 광전자소자에 속한다. 앞으로 생물리학 분야에서 단백질 등 생체 분자들에 있는 전자들의 움직임에 대한 비밀이 알려지기 시작하면 '암'의 발생 원인은 물론 단백질성 불치의 질병의 원인도 밝혀질 것으로 기대된다.

오늘 뜻밖에도 서울의 해당 병원에서 수술 날짜가 일주일 앞으로 당겨졌다는 통보를 받았다. 다행이라고 생각하면서도 무슨 이유인지 몰라 불안감이 감돌았다. 별일 아니겠지.

4. 29 6시에 자리에서 일어났다. 바람이 많고 구름도 많은 날이다. 피곤이 쌓였는지 4~5교시 끝내고서는 너무 졸려 연구실에서 1시간여 잠을 청했다. 학생들의 학구열이 예전 같지가 않아 가끔 실망을 하게 되고 이 역시 나에게 스트레스로 작용한다. 앞으로를 위해 반찬은 외부에서 시켜 해결하기로 했다. 오늘 처음 반찬거리가 배달되었다. 갈비찜, 감자무침, 어묵, 된장국 등이다.

4. 30 밤새 천둥과 번개가 치고 비가 나렸다. 오전에 조금 그치는가 했더니 오후부터는 줄곧 빗물이 흘러내렸다. 오전 비가 그친 사이 둘이서 월봉산에 올라 시름을 달랬다. 집에 있으

면 답답한 공기가 우리를 더욱 조이는 것 같아서이다.

1시 조금 지나 아들 '별'이가 왔다. 우주를 공부하는 곳에 데려다주고 돌아오는 길에 '별'에게 엄마의 '암' 출현 얘기를 했다.

별이가 흐느끼며 서럽게 울었다.

그동안 중간고사가 있어 마음에 상처를 주어 시험에 지장을 줄까봐 이제야 알려준 것이다. 슬프다.

4시경 우주를 데리러 가는 길에 '인숙', '별'도 함께 가서는 마트에 들러 쇼핑을 하였다. 먹을 것들과 문구류, 액자, DVD 영화(입원 시 심심하면 볼 양으로) 등을 구입하였다.

6시 반경 '은하'도 집에 오니 다 같이 근처 곱창집에서 저녁을 하였다.

그냥 슬프기만 하다.

비는 하염없이 나리고.

아, 그러고 보니 오늘이 '사월의 끝'이었구나.

젊은 시절 애독했던 어느 작가가 쓴 단편소설집 이름이 '사월의 끝'이었는데, 어떤 내용이었는지 기억은 전혀 없다. 그저 젊은 시절 애틋한 감정을 가지고 읽었다는 어렴풋한 기억만이 뇌리를 스칠 뿐이다.

아울러 그 젊은 날의 봄날에 감명받으며 읽은 소설에 나온 시를 바로 외워 다니곤 했었는데 그 시는 이렇다.

넓은 벌 동쪽 끝으로
옛이야기 지즐대는 실개천이 휘돌아 나가고
얼룩백이 황소가

해설피 금빛 게으른 울음을 우는 곳
—그곳이 참하 꿈엔들 잊힐리야.

질화로에 재가 식어지면
비인 밭에 밤바람 소리 말을 달리고
엷은 졸음에 겨운 늙으신 아버지가 짚베개를 돋아 고이시는 곳
—그곳이 참하 꿈엔들 잊힐리야.

흙에서 자란 내 마음
파아란 하늘빛이 그리워
함부로 쏜 화살을 찾으려
풀섶 이슬에 함추름 휘적시던 곳
—그곳이 참하 꿈엔들 잊힐리야.

傳說 바다에 춤추는 밤물결 같은
검은 귀밑머리 날리는 어린 누이와 아무렇지도 않고
여쁠 것도 없는
사철 발벗은 안해가
따가운 햇살을 등에 지고 이삭줍던 곳
—그곳이 참하 꿈엔들 잊힐리야.

하늘에는 석근 별
알 수도 없는 모래성으로 발을 옮기고
서리까마귀 우지짖고 지나가는 초라한 지붕

흐릿한 불빛에 돌아앉아 도란도란거리는 곳
—그곳이 참하 꿈엔들 잊힐리야.

제목이 '꿈엔들 잊힐리야'였다. 그 당시 이 시는 일반 시집에는
나와 있지 않았다. 월북작가라는 이유 때문이었다.
그런데 나중 해금이 되고서 무슨 노래로 나오더니 그 노래 제목
이 '향수'로 나오는 것이 아니던가? 순간 이 시에 품고 있던 느긋
하고 가슴서린 내 마음이 어딘가 깨어진다는 느낌을 받았다. 결
국 이 시의 제목은 '향수'였음을 알게 되었지만 나에게는 여전히
'꿈엔들 잊힐리야'로 남아 있다. 그 제목이라야만 나를 그때의
애틋한 20대의 모습과 감성으로 데려다주기 때문이다.

이 시에
'하늘에는 석근 별'이 나온다.
전기가 없던 나의 시절 밤하늘은 온통 별들의 잔치였다. 지금도
뚜렷한 밤하늘의 별들과 별자리들의 모습을 꿈에서 만날 때가
있다. 그럴 때면 언제나 안타깝고 안쓰러운 흐름의 기억만이 조
용히 남아 나의 마음을 동심으로 몰아가곤 한다.
특히 나는 여름 밤하늘의 찬란한 별들과 겨울의 차분한 별들을
사랑한다.
여름에 고개를 들어 밤하늘을 보면 유유히 흐르는 은하수가 밤
하늘을 가르며 우리들의 가슴으로 와 닿는 것을 볼 수 있었다.
그리고 남녘 하늘을 보면 보석처럼 빛나는 밝은 구름의 모습이
들어오는데, 너무나 무수한 별들로 이루어져 마치 구름처럼 보

이는 곳이다. 이른바 우리가 사는 섬 우주인 우리의 은하(갤럭시: galaxy)의 심장부이다. 그런데 이곳을 자세히 보면 가운데 다섯 개의 별이 눈에 들어올 것이다. 그림 1.9를 자세히 보기 바란다. 마치 차주전자처럼 생겼다고 하여 서양에서는 차주전자라고 부른다. 반면에 왼편의 네 개와 함께 차주전자 꼭지에 해당되는 별과 그 위의 별 하나를 상상해보라. 무엇처럼 생겼는지 상상이 갈 것이다.

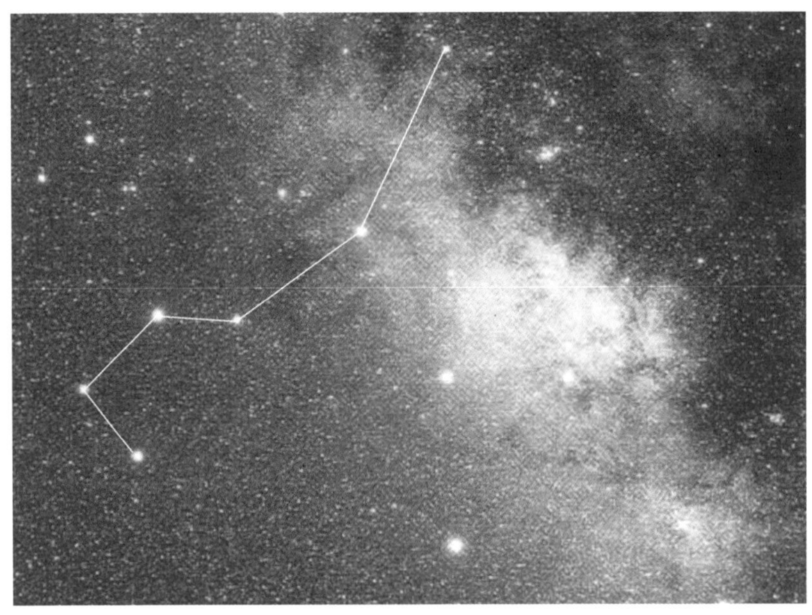

[그림 1.9] 우리 은하(galaxy)의 중심 모습. 구름처럼 보이는 것은 실상 별들의 집합이다. 약간 왼편 다섯 개로 이루어진 것을 유럽에서는 차주전자라고 부른다. 왼편 4개의 별과 그 위의 두 개의 별을 엮은 것을 동양에서는 **남두육성**(南斗六星)이라고 부른다. 이른바 생을 관장하는 신을 의미한다. 그리고 우리가 잘 아는 **북두칠성**(北斗七星)은 죽음을 관장하는 신이다.

그렇다!

마치 우리에게 낯익은 북두칠성처럼 생겼다. 동양에서는 이 별을 남두육성(南斗六星)이라고 부른다. 남쪽에 있는 여섯 개의 별로 신화적으로는 생을 관장하는 신으로 알려져 있다. 이와 반면에 북두칠성은 죽음을 관장하는 신이다.

오늘은 생을 관장하는 남두육성에게 나의 소원을 빌어본다.

여름이 되어 나타날 것이지만 '게'와의 전쟁을 무사히 치러 밝은 삶으로 거듭 태어날 수 있도록 남두육성에게 나의 소망을 보내는 것이다.

조용하고 공기가 맑은 시골, 혹은 산으로 가서 밤하늘을 쳐다보는 마음의 여유가 곧 '암'을 이기고 퇴치하는 길로 인도해줄 것이다. 이 길이, '별'들과의 마음의 공감인 이 희망의 길이 곧 암과의 전쟁에서 승리로 이끄는 정신적 무장을 안겨주리라 믿는다.

5.1

황사가 짙게 깔렸다. 올봄은 정말 잔인하다.

10시경 '별'이는 서울로 떠났다. 목요일 엄마 입원하는 날 병원으로 온다고 하면서.

12시경 수철리로 갔다. 가는 도중 항상 지나는 시골에서 고추, 호박, 상추, 오이, 토마토, 옥수수 등의 모종을 샀다.

혼자서 열심히 텃밭에 심기 시작하였다. 열심히 자라나 '인숙' 건강을 지탱해주는 원천이 될 것이다. '인숙'은 도랑에서 싱싱한 미나리를 캐었다. 5시경 집으로 돌아왔다. 집에 있으면 왠지 불안감이 엄습해온다. '인숙'이야 오죽하랴. 혹시 다른 곳으로 전이가 되지 않았나 하는 불안감이 공포심을 자아내고, 어서 결과가 나와야 하는데 하면서 조바심만 커진다. 내일은 CT, MRI, 가슴촬영 등 중요한 검진을 한다.

목요일 입원하고, 금요일 수술에 들어가면 어떤 일이 벌어질까?

그냥 무심(無心)히 지나가는 인생길이 아님을 알라는, 그래서 더욱 소중한 삶을 껴안으라는 메시지가 아닐까?

그럴 것이다. 그리되어야 한다.

'어머니'로부터 자꾸 전화가 온다. 과수원에 얽힌 말씀을 하시면서도 언뜻 '별이 엄마'가 전화를 받지 않는 것에 불안하다는 말씀까지 하시면서. '인숙'은 지금 샤워 중이다. 어머님께는 현재의 상황을 말씀드리지 않기로 하였다. 그 편이 나을 것이다. 어머님이 아신다고 '게'가 물러나는 것도 아니고, 어머님께 걱정만 끼쳐드리겠기 때문이다.

5.2 드디어 2차 검진 날이다. 오늘도 황사가 짙게 깔렸다. 어제보다 더 심하다. '인숙'은 내내 가슴 아파한다.

10:30 출발.

12:00 병원 도착.

13:00 지하 1층에서 휴식. 나만 커피 마시며.

13:35 접수

14:00~14:35 가슴 MRI 검사.

14:47 뼈검사를 위한 주사.

14:55∼15:20 심장초음파.

　　　　　　　500cc 물 마심. 촬영하기 바로 전 물 한 컵 더 마심.

15:40∼45 CT 촬영.

(4시경 저녁식사: 해물된장국).

18:00∼18:30 뼈검사.

무사히 마치고 집에 오니 시계는 8시를 가리키고 있었다.

5.3 오늘도 어제에 이어 짙은 황사가 무겁게 깔렸다. 내 마음 같이. 수술하고 나면 '인숙' 자신도 자기의 정체성과 앞으로의 길을 새롭게 인식할 터이다. 그냥 슬프다는 것 이상을 넘어 외로움마저 짙게 깔린다. 황사가 달리 왔으랴. 내 마음과 같이하기 위해 왔지. 짙은 황사 덕에 마스크를 쓰고서 설화산에 올랐다. 복숭아꽃이 흐드러지게 피어 있었다.

아! 碧桃花라 하는 복숭아꽃. 어릴 적 바로 이웃집 뒤 울 안에는 많은 복숭아나무가 있었다. 그 당시 꽃의 아름다움은 보지도 느끼지도 못했지만 복숭아의 달콤한 맛에는 언제나 넋을 빼앗기곤 했었다. 지금의 커다란 개량종의 복숭아와는 차원을 달리하는 조그만 야생 복숭아였다. 그 어릴 적의 배고픔과 산열매의 달콤한 맛과는 비례한다. 그리고 오늘날의 풍부함과 그 산열매의 쓴맛과도 비례한다. 결국 맛이란 상대적이며 주관적인 마음의 허깨비라 하겠다. 지금은 그 넓은 복숭아나무 터가 그립기만 하다. 여전히 그 집은 남아 있음을 보지만 그때의 복숭아나무 터도 그대로 남아 있을까?

2009년 중국 항저우(杭州)의 저장(浙江)대학을 방문할 시 근처 시후(西湖)를 둘러볼 기회가 있었다. 그 아름다운 절경에 눈과 마음이 바빠 정신없었을 때 그림 1.10에서 보는 것과 같은 현판 글자가 터억 나타났다. "푸른산은 ……와 같도다." 한자를 좀 아는 나로서도 도통 '髻' 자는 본 적이 없는지라 궁금증만 더해주는 문구였다.

집에 돌아와 큰 옥편을 찾아보고 나서야 '髻' 는 상투머리를 뜻하는 '계' 자임을 처음 알게 되었다.

"청산은 상투머리와 같도다."

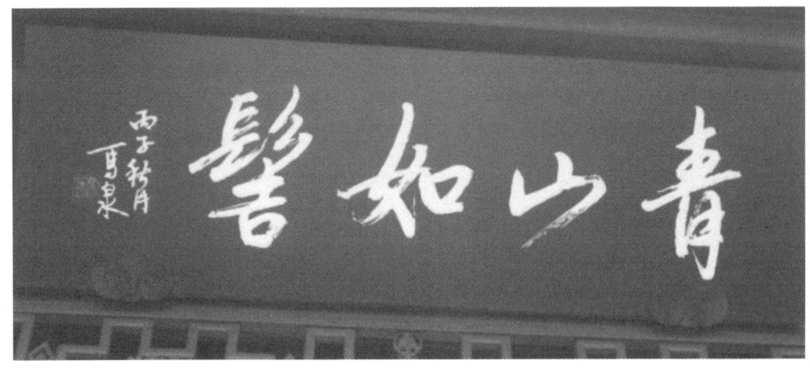

[그림 1.10] 중국 저장성(浙江省) 항저우(杭州)에 있는 시후(西湖)에서 만난 현판 글씨.

60

이건 무슨 뜻인고. 필히 곡절이 있겠다 싶어 전문 교수께 여쭈어
보았더니 다음과 같은 한시를 보내주었다.

靑山如髻樹如麻
茅屋靑帘認酒家
侵曉一番風雨過
滿川流出碧桃花

-山水 陳樵(元)-

푸른 산은 상투머리 같고 숲은 삼대 같은데
초가집에 걸린 푸른 깃발 술집이라 하네.
새벽녘 비바람 한바탕 지나니
시냇물 가득 복숭아꽃 흘러가누나.
* 여기서 렴(帘)은 술집의 푸른 깃발을 뜻한다.

아마도 이 시를 쓴 작가의 고향에는 상투머리 모양의 산들이 모
여 있는 듯하다. 사실 우리나라에서는 보기 힘들지만 정말로 상
투머리 모양의 산들이 휑한 벌판에 드문드문 있는 경우를 중국
에서는 종종 볼 수 있다.

우리가 매실, 복숭아, 배 등을 그냥 먹는 과일로만 인식하면 이
열매들을 맺기 위해 피어난 꽃들의 아름다움은 놓쳐버릴 수가 있
다. 지은이가 수철리라는 공간을 만든 것은 야생화의 아름다움은

물론 이러한 나무들에서 뿜어져 나오는 꽃의 아름다움과 그 향을 만끽하면서 삶의 흐름을 더듬어 보자는 데 그 목적이 있었다. 3월 말에서 4월 말에 걸쳐 피어나는 매화, 복숭아, 배나무 등의 꽃은 정말 환상적으로 아름답다. 특히 매화 향의 그 은은함과 달콤함은 왜 선현들이 매화에 심취했는가를 뼈저리게 느끼게 해준다. 또한 나는 눈이 나리는 한겨울에도 복숭아꽃, 매화꽃을 감상하곤 한다. 진짜로 피어난 꽃을 보는 것이 아니라 가지에 숨어 있는 작은 봉우리를 보는 것이다. 그 절제된 모습에서 생명의 숭고함과 시간의 숨결을 단박에 껴안아 볼 수 있기 때문이다. 그 기다림의 미학(美學)을.

그리고 따스한 어느 겨울 낮엔 풋풋한 기운을 주는 땅을 바라보며 또한 감상에 젖기도 한다. 그 땅속엔 야생화들이 생명의 온기와 꽃의 파노라마를 만들고 있다는 것을 알기 때문이다.

그 온기를 지닌 그리고 생명을 잉태하는 땅이 좋아 그토록 수철리를 찾아 나를 다스리는 것이다.

나를 다스림에서 이 '게412'와의 전쟁을 승리로 이끌 것이기에.

오늘도 외로움의 꼬리는 여전히 달랑거렸다. 수철리 식당에서 점심을 하고서는 수철리 텃밭에 갔다. 많은 봄꽃들이 피어나 우리를 반긴다. 그러나 나의 욕심으로 이곳으로 온 듯하여 마음은 무겁다. '인숙'은 고사리 따러 올라가고 나는 텃밭을 둘러보았다. 심어놓은 채소와 야채 모종들에게 생명의 샘인 물을 흠뻑 주었다.

야생화들을 둘러보았다. 앵초[그림 1.11]와 노랑할미꽃[그림 1.12]이 탐

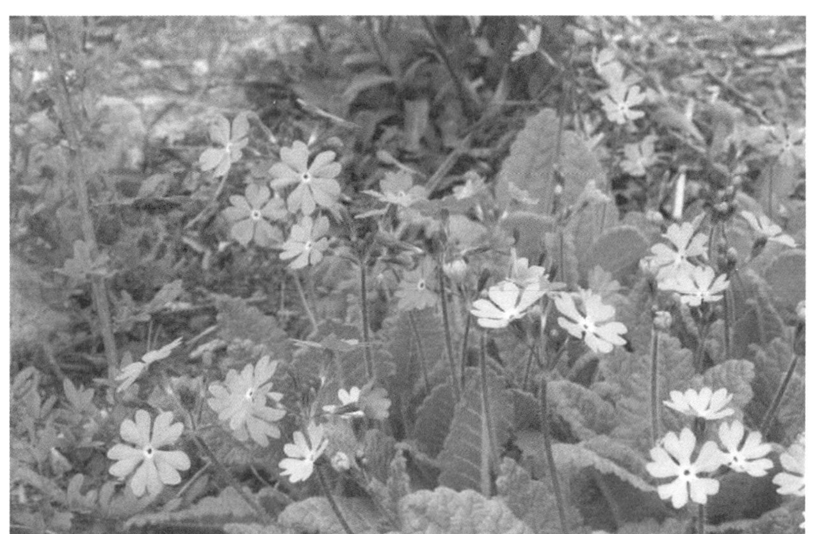

[그림 1.11] 수철리 텃밭에서 자라는 앵초의 단아한 모습.

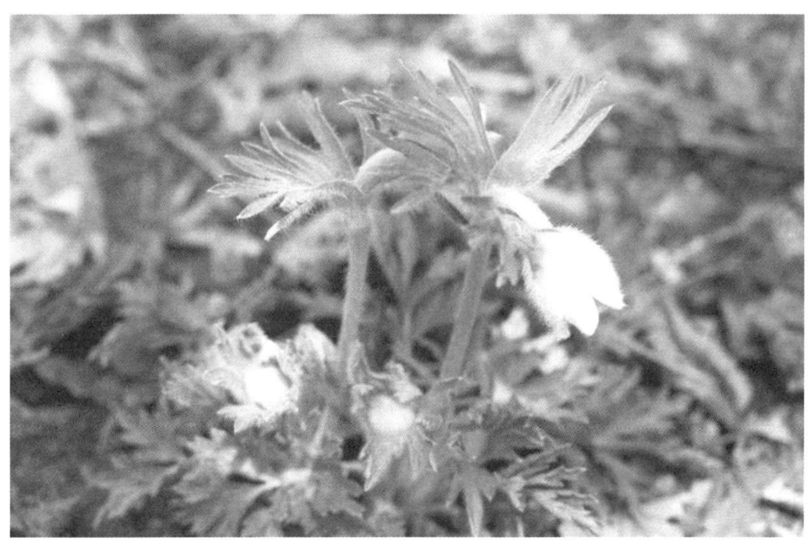

[그림 1.12] 노랑할미꽃이 솟아나왔다. 생명의 활기를 느끼게 한다.

스럽게 피어나 나를 기다리고 있었다. 이 앵초가 흙을 사랑하고 꽃의 내음을 사랑하고 인숙을 그토록 사랑하는 내 맘을 대신 '인숙'에게 전해주었으면 좋겠다.

'인숙'은 저녁 약속이 있어 외출하고, 나는 조용히 혼자서 베란다에서 맥주를 하며 시름을 달랬다. 오늘 따라 외로움의 그림자가 너무 짙어 주체할 수가 없다. '나는 무어냐'고 반문에 반문을 하면서. 느닷없이 찾아온 외로움증이 의외로 길게 간다.

내가, 그토록 '인숙'을 위해 사랑하고 한 몸 되고 싶어하는 조바심의 원천은 무엇일까?

'인숙'은 이제 우울함에서 벗어나 비로소 자기생활을 하려는 참이었는데, 하늘은 왜? 그토록 잔인할까? 이번의 '게'는 반드시 퇴치되어야 한다. 이겨야 한다고 몇 번이고 되뇌인다.

묘하다. 인생이 새로 시작되고 달라지는 것이라고 그 412에서는 느끼고 각오한 것이었는데, 고작! 나 혼자의 독백일 수도 있구나 싶으니 마음은 더욱 무거워진다. 나는 넋두리 인생을 짊어지고 있는 것일까?

외롭다. 9시 반이 넘자 '인숙' 돌아왔다.

같이 자리에 누워도 잠이 안 와 다시 베란다에 앉았다.

맥주를 천천히 마시며 밖을 물끄러미 한동안 응시하며

과거와 현재와 미래를 한 묶음으로 엮어본다.

밤공기가 그 묶음 속으로 기어 들어와 조용히 흘러간다.

"'어제'도 '오늘'도 '내일'도 없다"

라고 하면서.

2장

1차 전쟁: 수술

1. 수술 전야

5. 5 모두가 나들이 가는 이 화창한 봄날. 그것도 다름 아닌 어린이날.

우리는 '암'과의 전쟁을 치르기 위해 병원으로 달려간다.

"5월은 푸르구나, 우리들은 자란다. 오늘은 어린이날 우리들 세상."

그 어린 시절 그저 따라 부르기만 했던 이 가사가 이제는 왜 이리도 뭉클할까.

고속도로를 달리며 **삶은 이런 것**이라고 몇 번씩 되뇌이고 되뇌었다.

고속도로는 정체될 것 같다는 예보와는 달리 의외로 한가하여 수월하게 달려 병원에 도착하였다.

5층 입원실(521호). 6인실이다.

되도록 2인실 정도 사용하자고 하였으나 나의 '인숙'은 6인실이 좋다며 이 방을 선택했다. 결과론적이지만 역시 '인숙'이의 결정이 옳았다.

특유의 하얀 색깔의 침대 시트가 우리를 반긴다. 깨끗하다.

이 작은 공간이 우리들의 밀실이려니.

3시경 아들 '별'이가 왔다. 우리 집안의 기둥인데 말은 안 하지만 엄마를 얼마나 걱정할까.

5시경 '별'이는 자기 원룸으로 돌아가고.

6시 반경 식사가 나와 침대에서 같이하다.

6시 50분(저녁)경 담당 의사의 방문 진료. 암덩어리는 5cm경으로 유방을 완전히 도려낸다고 한다. 더욱이 옆구리 쪽도. 간단한 부연 설명조차 없다. 그저 모르는 것이 약이라는 의미로 받아들이기로 하였다.

8시 40분(저녁)경 수술 전 주의 사항 교육이 이루어졌다.

10시 30분(저녁)경 같이 수술을 받는 다른 환자와 함께 내일 수술에 대한 수석 간호사의 설명을 들었다. 유방은 완전 절개하며 림프선마저 제거하기로 결정되었다고 한다. 림프선의 경우 초음파 등에 의한 분석 결과 암일 가능성도 배제할 수 없다는 판단에 이르러 이러한 결정을 하게 되었다고 한다.

이러한 치료, 수술 방법을 전문 용어로는 근치(radical)라고 한다. 유방 암인 경우 전이에 따른 재발(recurrence) 가능성이 높아 가능한 한 유방 자체를 완전히 도려내어 근본적으로(radical) 재발을 방지한다는 의미로 쓰이며 역사적인 이유에서 이러한 용어가 붙었다. '인숙'은 림프선마저 제거한다는 말에 넋이 나간 듯 공포감에 휩싸이고 말았다.

옆에서 지켜보는 나는 그저 안타까움에 가슴만 더욱 아파올 뿐이었다.

근치 수술의 유래는 다음과 같다.[1].

윌리엄 스튜어트 홀스테드는 '근치(radical)' 수술 개념과 떼려야 뗄 수 없는 관계에 있다. 유방암을 수술하는 의사들은 암의 재발에 항상 벽에 부딪히고 있었다. 설령 수술이 광범위하고 철저하게 이루어졌다고 해도 유방암은 여전히 재발했다. 재발의 원인은 무엇일까? 1860년대 무어라는 의사는 수술하고 난 후 재발할 때마다 해부구조의 변화를 기록하고 분석한 결과, "유방암은 그 기관 전체를 꼼꼼히 제거할 필요가 있다. 수술 뒤 암의 국소 재발은 1차 종양의 잔해가 계속 성장하기 때문이다"라는 결론을 내린다. 따라서 유방암 재발이 원래 수술에서 암이 불충분하게 제거되었기 때문이라면, 처음 수술 때 더 많은 유방 조직을 제거해야 한다는 결론이 나온다. 즉 남은 암의 잔해까지도 제거하는 수술을 홀스테드는 '근치 유방 절제술(radical mastectomy)'이라고 불렀다. 래디컬(radical)이라는 단어를 라틴어의 원래 의미인 '뿌리[根]'라는 의미로 쓴 것이다. 홀스테드는 자기 수술이 가하는 신체적 형벌을 인정했다. 대규모 유방 절제술은 환자들의 외모를 영구적으로 손상시켰다. 대흉근을 잘라내면 어깨가 안으로 굽어서 영구히 축 처지고 결국 팔을 앞이나 옆으로 움직일 수가 없다. 겨드랑이의 림프절을 제거하면 종종 림프의 흐름에 장애가 생겨서 림프액이 쌓임으로써 마치 코끼리 다리처럼 팔이 부어오른다. 그는 이 증상에 '수술 코끼리 피부병'이라는 생생한 이름을 붙였다.

'인숙' 역시 위와 같은 수술의 역사에서 조금도 어긋나지 않는 길을 걷게 되었다. 유방을 도려내고 림프절을 잘라내는 이른바 암의 뿌리를 없애는 전쟁을 치르게 되는 것이다. 참고로 위에서 언급된 부어오름을 흔히 '부종(浮腫)' 혹은 부증(浮症)'이라고 부른다.

6인실이라 나는 조그만 의자에서 잠을 잤다.

2. 수술 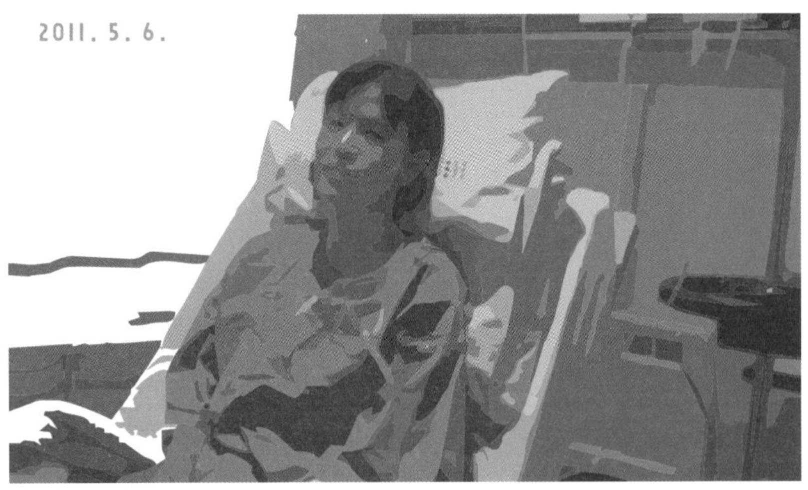

5.6 몇 번이고 깨었다, 잠들었다 하였다. '인숙'은 잠을 못 잔 듯하다. 그래도 내색하지 않는다. 6시부터 자리에서 일어나 마음을 추스렸다.

7시경 우리가 다니는 교회 구역 목사님과 몇몇 분들이 문병을 왔다. 그리고 예배. '인숙'에게 마음의 위안이 되었다. 수술을 위한 사전 준비가 담당 간호사에 의해 진행되어 나갔다.

2011. 5. 6.

[그림 2.1] 수술 받기 직전의 '인숙' 모습.

7시 40분경 드디어 수술실로 향하다. 아, 그 모습. 말로는 표현하지 못할 은은한 인간의 무거움이 '인숙' 얼굴에서 배어나오고 있었다.

나는 수술 대기실에서 조마조마한 마음으로 결과를 기다리게 되었다. 많은 사람들이 나처럼 기다리고 있었다. 모두가 심각한 얼굴들이다. 그리고 수술 끝나고 병실로 간다는 안내 방송이 나오면 부리나케 달려나간다. 드디어 수술 받는 환자 명단에 '인숙' 이름이 나왔다. 그리고 **8시 17분** 수술 시작했다는 방송이 대기실 공기에 실려 나왔다.

정신을 가다듬으려 비치해둔 신문을 읽는다. 마침 그 신문에는 프랑스 출신의 '서명원' 신부의 인터뷰 내용이 나와 있었다. 그 말씀들이 나의 마음을 사로잡았다. 나의 마음과 공명을 했기 때문이다.

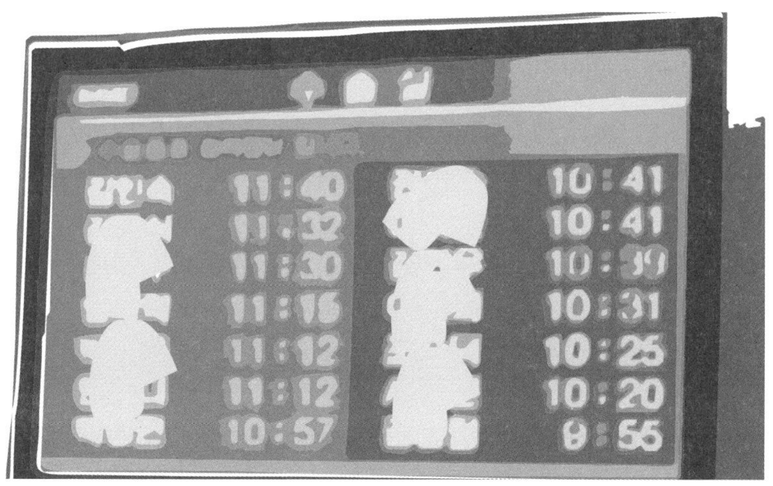

[그림 2.2] 수술 받는 환자들의 명단이 나오는 게시판. '인숙' 수술 시작 시간이 나온 순간이다.

"수도생활보다 가정생활이 더 쉽다고 생각하지 않는다. 현대인의 가정생활은 힘들다. 힘들기 때문에 수행처가 되는 것이다. 의대 동기 중에 카톨릭 수사가 되려다 여자를 만나 결혼한 친구가 있다. 그는 직장에서 일을 할 때도 가정에서 가족을 대할 때도 수도를 하더라. 그는 재가(在家) 수행자였다. 그 친구의 수준이 수도자보다 떨어질까? 그렇지 않다."

일상(日常)이 수행처란 말인가?

"물론이다. 나는 올해 안식년이다. 파리에 갔다가 지난 주말 귀국했다. 왔더니 교수실의 화분이 말라 있었다. 먼지도 많고, 책이 쌓여 공간도 좁았다. 내게 중요한 건 그런 문제다. 이런 사소한 것이 나를 일깨워준다. 이런 문제를 만나고 그 문제를 풀면서 나는 깨달음을 얻는다. 나는 오랫동안 하늘나라를 멀리서 찾았다. 멀리서 하늘나라를 찾는 것과 가까이서 하늘나라를 찾는 건 통한다. 나는 그걸 '생수불이(生修不二)'라고 부른다. 생활과 수행이 둘이 아니란 얘기다. 화초를 가꾸는 일과 수행이 통한다는 얘기다. 말라가는 화초, 물을 주면 다시 생기를 찾는 화초. 그런 걸 보면서 많은 걸 깨친다. 이상이 중요한 것이다."[2].

여기서 생활은 주관과, 수행은 객관과 통한다. 나와 너를 의미한다. 따라서 生修不二는 주관과 객관, 나와 너는 하나라는 의미이며 이렇게 '나'와 '너'를 없애야만 진리를 터득할 수 있게 된다. 일찍이 선종 3대 승찬 스님은 신심명(信心銘)에서 '믿음과 마

음은 둘이 아니고 둘이 아님이 곧 믿는 마음-신심불이(信心不二)
불이신심(不二信心)-이라고 설파하였다.

진리에는 주관과 객관이 없으며 모든 것이 인간이 만들어낸 구
분일 뿐이다. 그러지 아니한가. 삶[生]과 죽음[死]도 모두 의식을
가진 인간이 구분한 것일 뿐. 그러나 현실 세계의 이 전쟁터에서
이러한 소리는 그저 공허한 메아리일 뿐이다. 그저 말장난에 불
과할 뿐이다. 지금의 나의 심정이 이렇다.

이제 10시 30분이다. 언제 수술이 끝날까? 11시 20분이다. 3시간이 지
났다.

초조하다.

이제 1차 수술이 시작된 사람은 6명이 남았다.

불안하다.

하늘에는 점점 먹구름이 휘돌며 지나간다.

아! 드디어 끝났다.

11:43 수술 끝내고 회복실로 간다는 전갈이 방송을 타고 나왔다.

부리나케 달려나갔다.

그리고 수술을 끝내고 나오는 인숙을 보았다.

아! 입술은 완전히 부르터 있고 얼굴은 글로는 표현하지 못할 근엄한
생의 그림자가 드리워져 나오고 있었다.

그 얼굴 모습을 평생 잊어버릴 수가 없을 것이다.

12:50 비로소 병실로 옮겨지다.

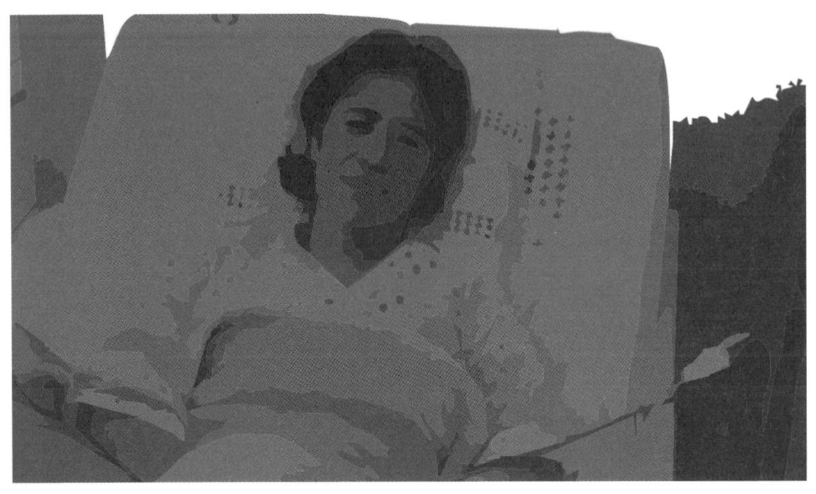

[그림 2.3] 수술을 끝내고 나온 '인숙' 모습.

지금부터는 수술 후의 회복을 위한 단계별 조치가 진행된다.
특히 마취에 따른 뇌의 산소 함량의 불협화음을 조기에 회복시키는 것
이 중요하다고 한다.

13:00 계속 심호흡을 하다. 폐산소량 100%를 유지하기 위해서이다.
15:00 조금씩 나아지다.
18:10 나만 홀로 지하 식당에서 저녁식사하다.
20:20 수술을 담당한 의사 진료가 시작되다. 무사히 수술을 해준 고
마운 분이다. 일주일 후 조직검사 나온다는 퉁명하고 의례적인 말이
나오다. 그러나 일주일 후가 훨씬 지나 진료를 받는 과정에서도 조직
검사에 대한 어떠한 언급도 끝내 없는다. 대신 항암치료를 받기 위해
항암전문의의 진료를 받을 때 비로소 조직검사에 대한 자세한 결과를
듣게 된다.

1시간에서 1시간 반 간격으로 소변을 보아야 했다. 거의 잠을 자지 못하였다. 시간이 흐르면서 산소량도 안정을 보이고 분비물도 점차 작아지기 시작하였다.

이 조그만 공간.
커튼을 두르면 침대 하나, 간이식 의자 그리고 조그만 서랍장이 전부인
이곳이 따스한 우리들의 밀실이 된다.

산소량 체크와 분비물 체크에 시간은 톱니바퀴처럼 흐른다.
'인숙'을 화장실에 데려가 돌보아주는 이때가 우리가 이 우주에서 태어나 처음으로 심호흡을 하던 그때인 듯싶다.
아스라이 머언 먼 그 어릴 적 그 티 없던 그때가 나와 너가 없었던, 생과 사가 없었던 무아의 세계가 아니었었나.
언뜻 이 순간 나는 '인숙'과 합일(合一)이 되며 무아의 세계로 들어간 듯한 착각을 한다.
'인숙'은 어떤 생각을, 무슨 생각을 하고 있을까?
모른다.
내가 아무리 이 순간 '인숙'과 합일이 되었다는 느낌을 받아도 그것은 어디까지나 의식이 발현하는, 나와 너를 구별해버린 나의 뇌의 작동의 결과이기 때문이다.
그러면서도 유년의 그 시절을 떠올리는 것은 무엇 때문일까?
의식의 흐름이 시간이란 말인가?

우리의 공간은 입원실에서는 6분의 1의 공간이다. 나머지 6분의

5 공간에서도 터 잡은 사람들 각자의 역사들이 만들어지면서 시간은 흐르고 흘러간다. 우리가 있는 이 공간도 많은 사람들의 고통스럽고 안타까운 역사가 배어 있는 곳이다. 그러나 흔적은 없다. 우리도 이곳을 떠나면 그저 병원 기록부에 여기 입원했었다는 몇 줄의 글자만이 남을 것이다.

태어나 첫 생리를 하면서 부풀어올라 간직하게 되는 유방. 여자의 상징이면서 생명의 샘인 그 유방이 사라졌다. 자기 몸과 같이하고 자기 마음과 같이했던 그 생명의 샘인 유방이 떨어져나가 그저 흔적만 남게 되었을 때 그 마음의 쓰라림을 나는 감히 상상도 할 수 없다.

내가 호주에서 1년간 파견교수로 생활하던 때이다. 연구실이 있는 학교까지는 언제나 집에서 자전거를 타고 다녔었다. 어느 날 학교 바로 앞 횡단보도를 건널 때이다. 앞 사람이 돌연 내가 가는 곳으로 방향을 바꾸는 바람에 자전거의 균형이 깨어지면서 순간 중심을 잃고 쓰러지는 사태가 발생하게 되었다.
그 순간, 그 쓰러지는 순간은 아마도 1초도 걸리지 않았을 것이다.
그 뇌의 작동.
무슨 이유에서인지 그 순간에 얼굴이 땅에 닿는다는 결과를 알고는 입 쪽으로 먼저 부딪쳐야 한다는 결정이 내려지는 것이 아닌가? 아마도 눈을 보호하기 위한 뇌의 명령이었던 것 같다.
결과는 앞 위 이 두 개의 완전 파산.
나중에 치료를 받으며 이제까지 지니었던 그 이 두 개가 사라지고 다른 인공의 것이 들어설 때 몹시도 서러웠었다. 그렇게 서러울 수가 없었다. 나의 일부분이 사라지는 그 미련 때문이었다.

그러나

나의 이러한 엄살에 가까운 심정과 '인숙'이의 그 한스러움과 비교라도 되겠는가?

나중 회복되어 혼자서 샤워를 할 때마다 사라진 한쪽 가슴을 씻는 그 고통스러운 심정을 어찌 내가 이해할 수 있으랴.

3. 수술 후

5.7 아침 6시 드디어 '인숙'이가 자리에서 일어나 걸었다. 화장실까지. 부슬비가 나리고 있었다.

8시경 죽으로 식사하다. 나는 빵으로.

9시 15분경 나는 휴게실에 가서 잠시 휴식을 취했다. 휴게실에는 나와 같은 처지의 남편인 듯한 남자들이 꽤나 있다. 연일 전문 뉴스만 보는 남자. 저쪽 구석진 의자에서 안면 몰수하고 잠을 자는 남자 등. 가지가지 각색의 인간 군상이 이 조그만 공간에서 투영된다.

12시 50분 점심식사. 나는 지하 1층 식당에서 해물탕으로 하다.

2시경 '인숙'과 함께 휴게실에서 쉬다. '인숙'은 피곤에 지쳐 꾸벅꾸벅 졸았다. 부슬비 가락에 취한 듯이.

6시 20분경 애들이 면회를 왔다[그림 2.4]. 내일이 어버이날이라고 선물을 사왔다.

엄마 신발, 아빠 앨범. 나는 애들과 함께 식당에서 저녁을 하였다. 8시 면회 시간이 끝나자 애들은 돌아갔다. 오늘 오빠 방에서 자고 난 후 내일 다시 온다고 하면서.

휴게실에서 TV 보며 휴식을 취하다, 11시 지나 잠을 잤다.

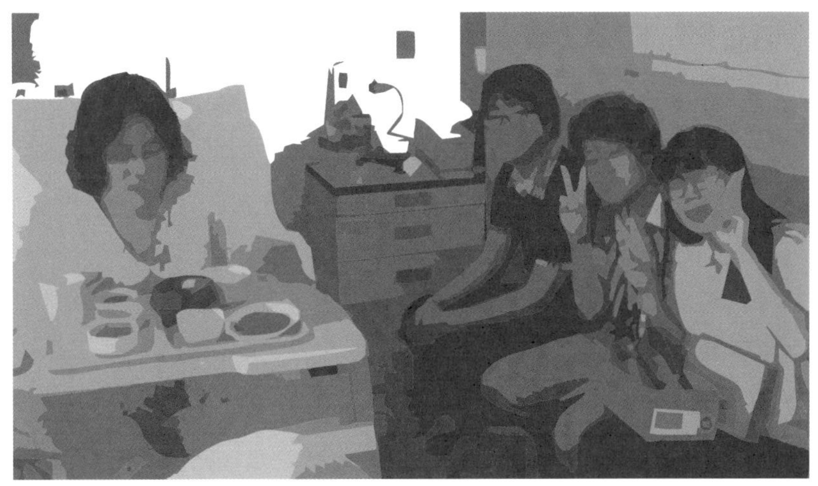

[그림 2.4] 자랑스러운 자식들.

그런데 나는 어버이날의 명칭이 영 마음에 들지 않는다. 그냥 '어머니날'이면 좋지 않나. 굳이 어머니날을 어버이날이라 하여 오히려 어머니에 대한 그 애틋한 마음의 고향 선율을 잃어버리게 한 것은 아닌지.

5.8 간호사들의 소리에 잠이 깨었다. 6시. 비로소 잠다운 잠을 잔 것 같다. '인숙'의 표정을 보니 괜찮은 것 같다. 11시경 애들이 다시 왔다. 애들이 오니 엄마인 '인숙' 표정이 훨씬 밝아졌다. 가족의 존재가 곧 행복이라는 것을 깨닫는 순간이다.

애들을 위하여 지하식당에 가서 함께 점심을 하였다. 그러곤 애들은 집으로 돌아갔다.

'인숙' 실내에서 가끔 운동을 한다. 10시경 잠을 잤다. 조금 여유가 생겼다. '인숙'은 돌아눕지 못하여 무척 불편해 한다.

5.9

5시 반경 일어났다. 잔뜩 흐렸다. 노폐물 60mL.

6시경부터 인숙 허리를 주물러주는데 서럽게 눈물을 흘리기 시작했다. 만감이 교차되는 듯 흐느껴 울었다. 서러워 흔들리는 어깨가 처량하기만 하였다.

어찌 아니 슬프겠는가. 어찌 괴롭지 않고 통한하지 않겠는가.

우리 바로 맞은편에 있는 환자분이

"서러우면 실컷 울라"고 한다.

7시 40분 아침식사를 하였다. 나는 빵으로. 식사하는데 방해될까봐 휴게실로 가서.

항암치료가 그토록 괴롭고 험난한 길이라고 하는데, 견디어 내야지 그렇지 아니한가.

내가 할 수 있는 일은 무엇인가. 내 모든 것을 다 바쳐야지.

9시 25분 유방암 교육 받으러 갔다.

오늘, 앞과 옆 침실에 입원해 있던 사람들이 퇴원을 했다. 저 작은 공간에서의 한 역사가 또 마무리된 것이다.

휴게실에서 '인숙', MP3로 중국 노래부르며 기분 전환을 한다. 우울증에 걸리지 말아야 하는데 하는 우려가 나의 마음을 찌른다.

오후에는 중국어반 동료들이 천안에서 면회를 왔다. 고마운 사람들이다.

비는 계속 나린다. 5층 휴게실에 혼자 앉아 창밖을 본다. 비와 바람이 서로 경쟁을 하며 이제 막 푸르름을 안고 있는 나무의 잎새들을 흔들어댄다.

흐르는 것이 바람이냐 나뭇잎이냐.
아니다, 흐르는 것은 내 마음일 뿐이다.
시 한 수를 만들어 읊어본다.

인생(人生)이란 정해진 길은 없었다.
가야 할 길도 없었다.
잠깐 졸다 흐떡 눈 떠보니
선잠에 보였던 그 길은 없고
푸른 잎에 비가 숨쉬는 바람길이 보일 뿐이다.

이 바람길이, 이 風路가, 이 風道가
사랑하는 사람과 걸어가야 하는 人生道라는 것을,
나는 안다.

이 길바람은 만들어진 새로운 것이 아니라
만들어 갈 愛道라는 것을, '인숙' 아!
나는 안다.

서러워 말아라, 울지 말아라.
길바람엔 너의 눈물이 따스한 입김이려니,
우리 사랑
너의 입김서린 바람길에서 더욱 깊어지리라.

5. 10 6시 45분 일어나다. 안개비가 나리고 있었다. 정말 오랜만에 조용히 깊은 잠을 잤다. '인숙'이도 잠을 잘 잔 듯하다. 식사 후 운동 겸 복도를 몇 바퀴 돌았다. 그러고는 '인숙' 머리를 감았다. 감회가 새롭다.

여유로운 시간이 더디게 흐른다. 2시경 '인숙' 낮잠에 들다. '인숙' 동생인 선희 엄마가 알리는 바람에 장모님이 찾아오셨다. 얼마나 가슴 아파하시겠는가. '인숙'이가 꿋꿋한 모습을 견지해주어 다행.

오후에는 천안에서 우리와 가족처럼 지내는 훈희 내외, 소영 엄마가 먼 길을 마다하지 않고 와주었다. 그저 미안하고 고마울 뿐이다. 떡과 깍두기 김치를 갖고 왔다.
그리고 5시경에는 '인숙' 서울 친구들이 찾아와 '인숙'이의 외로움을 달래주고 갔다.
그저 고마울 뿐이다.

5. 11 5시 40분쯤 일어나다. '인숙'도 잠이 안 와 책을 읽는다. 04:40 분비액 체크. 양으로 보아 오늘 퇴원할 수도 있을 듯하다.

휴게실에 가보다. 아! 비가 나리고 있다. 연두색 나뭇잎들은 이제 어느덧 짙은 녹색으로 탈바꿈을 했다. 그래, 변하는 게 인생도(人生道), 그 변함에 몸을 맡겨야 한다. 문득문득 '인숙' 생각이 들 때면 나의 뇌가 요동을 친다.
'시간의 화살을 거꾸로 돌릴 수 있다면'을 연상할 때마다 깊디깊은 안타까움에 몸서리가 쳐진다.

생각 말자. 생각 말자.

그저 변함의 인생도만을 껴안고 꿋꿋하게 나가자고 다짐한다(05:50).

나는 내일까지 있고 싶은데 '인숙'이가 퇴원 의사를 밝히는 바람에 결국 오늘 퇴원이 결정되었다.

9시경 분비물 호스 제거.

9시 반 영양 교육.

나는 짐 정리에 들어갔다. 진료비 계산하고, 유의 사항 듣고서 11시경 드디어 퇴원이다. 며칠 묵었던 곳이지만 영원히 잊어버릴 수 없는 곳이다. 방을 나서면서 몇 번이고 뒤를 돌아본다.

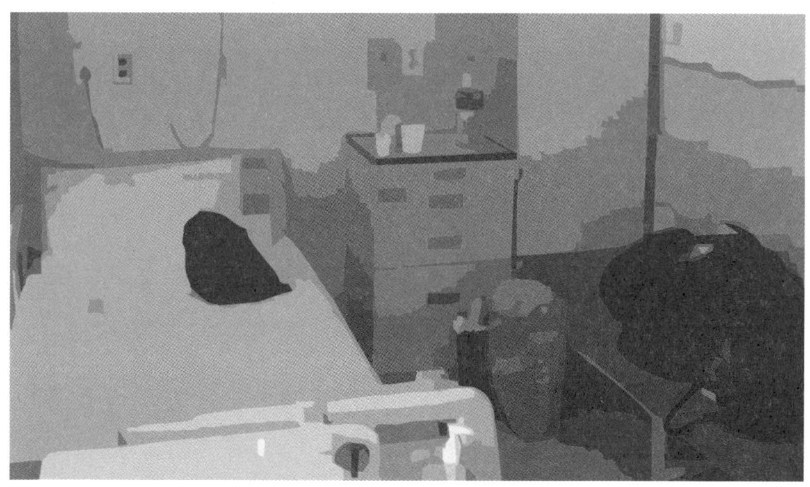

[그림 2.5] 떠나기 바로 전의 우리가 묵었던 입원실 모습.

'인숙'이가 누웠던 침대.

내가 앉고 잠잤던 저 조그만 간이 의자.

잘 있거라.

삶이란 만남과 헤어짐의 반복이리니.

이제 이 조그만 공간에서의 우리의 역사도 이것으로 끝났다.

12시쯤 지하 식당에서 전복죽으로 점심하고서는 병원 산책로에서 느긋하게 산책을 하였다. 드디어 1시 50분경 집으로 출발. 3시 반경 도착하다.

마트에 들러 야채, 과일, 생수, 소고기, 돼지고기 등을 곧장 사왔다. 이제 건강 식단을 마련하여 계획대로 식사한다.

10시경 잠을 자다.

4. 1차 전쟁 마무리

5.12 6시경 자리에서 일어나와 부산하게 음식 준비에 들어갔다. '인숙'도 함께. 어찌 보면 병실에 있을 때가 편했다는 생각이 든다. 식사 준비에 애들 챙겨야 하고. 차라리 애들이 없으면 홀가분하게 지내련만 하는 생각도 해본다.

그러나 그것보다는 그 조그만 공간이 원천적으로 어머니의 자궁과 같은 구실을 해주었기 때문에 그리운 것이다. 실제로 나는 그곳 그 조그만 의자에 웅크리고 자면서도 무언가 포근하고 편하다는 감정이 흐르곤 했었다. 사랑하는 이를 돌보며 같이 호흡을 하고 그 좁은 공간에서 서로의 마음을 읽으며 지낸다는 것이 얼마나 행복한 일인가?

2시경 '인숙' 중국어 배우러 간다고 하여 같이 동사무소까지 걸어갔다. 나는 혼자 되돌아오고. 일상생활이 시작되었구나 생각은 하면서도 '게'와의 2차(항암치료), 3차 전쟁(방사선치료)을 생각하면 긴장감은 더욱 고조된다.

4시 반 '인숙' 혼자서 돌아왔다.

오늘 저녁도 어제처럼 둘이서 저녁식사를 하였다. 앞으로 항암치료에 대비하여 체내 단백질 수치를 높이기 위해 소고기, 돼지고기는 물론 조개 등 해산물도 꾸준히 섭취해야 한다. '인숙'은 고기 먹는 데 어려워한다. 나는 옆에서 고기 더 먹으라고 윽박 아닌 윽박을 지른다. 식사 후 둘이서 오붓이 산책 나갔다.

집 근처를 도는데 반달이 동쪽에서 떠올라 휘영청 우리를 반겨준다. 반갑구나. 달아.

> "달아 달아
> 밝은 달아
> 이태백이 놀던 달아"

하는 동요가 있다. 나와 같은 중년의 사람들은 모두 알고 있을 것이다. 그 어릴 적에는 몰랐는데 나이 들어가면서 가끔 이 노래

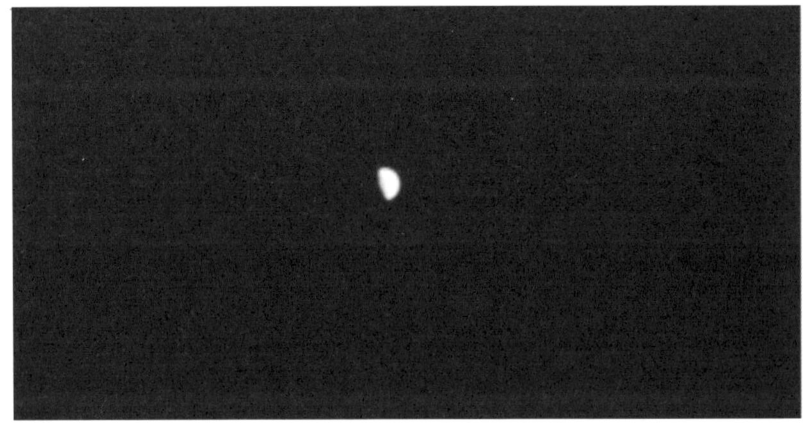

[그림 2.6] 산책길에서 만난 달.

86

를 연상할 때면 그 내용과 은율이 깊게 마음에 와 닿는다. 왜 그 럴까?

그러면서 그 어릴 적 내가 살던 마을에 전깃불이 들어오기 전 할머니가 호롱불을 밝히며 마실을 다니던 그 모습이 불현듯 떠오르기도 한다. 그 창호지에서 흘러나오는 촛불의 은은한 불빛. 그 불빛과 휘영청 밝은 달이 대지 위에 뿌리는 은은함, 그 은은함을 고요히 감싸주는 돌담길이 어찌 그리도 내 마음에 공명을 일으키는지 모른다. 어제가 오늘로 합일이 된 듯하다.

이젠

호롱불은커녕 달빛마저 잃어버린 세상이 되었다.

달 하면 항상 떠오르는 한시가 있다. 이름하여 풍교야박. 30여 년 가까이 외우고 다니는 시다.

풍교야박

달은 지고 까마귀 우는 하늘엔 찬서리만 가득한데

강촌교와 풍교 아래 어선들의 불빛이 근심에 잠긴 잠과 마주하누나.

고소성 너머 한산사의 깊은 밤 종소리는

외로운 나그네 배를 두드리고.

楓橋夜泊

月落烏啼霜滿天

江楓漁火對愁眠

姑蘇城外寒山寺

夜半鐘聲到客船

張繼(唐)

여기에 보면 한산사라는 절 이름이 나온다. 중국 쑤저우(蘇州)에 있다. 당나라 때 한산자(寒山子)라는 은자(隱者)를 기려 설립된 절이다. 한산자는 생존 연대가 불분명하지만 중국 선(仙)에서 중요한 위치를 차지하는 구도자이다. 지은이는 위 시를 접하고서 반드시 한번 방문하여 위 시를 확인하고자 했었는데 드디어 몇 년 전 가족과 함께 가게 되는 기회를 얻었었다. 그림 2.7이 한산사 앞에 있는 강촌교의 모습이다. 은하가 보이고 조그만 배가 정박해 있는 모습을 볼 수 있을 것이다.

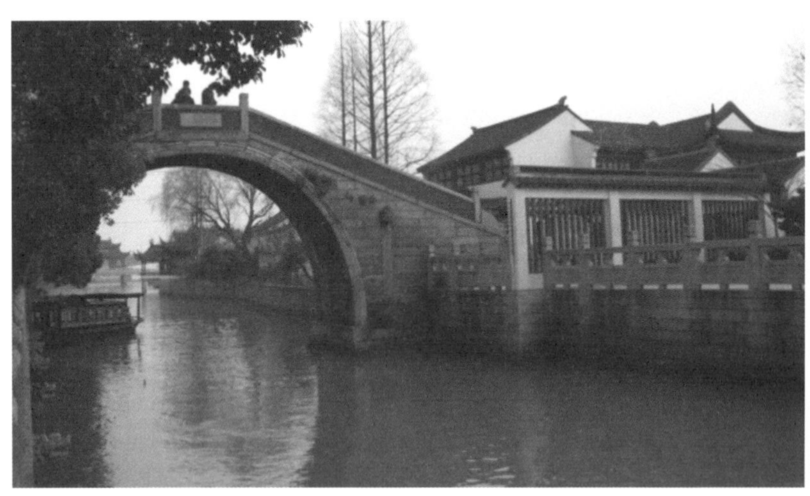

[그림 2.7] 중국 한산사 앞에 있는 강촌교. 한 나룻배가 정체된 시간과 함께 정박해 있다.

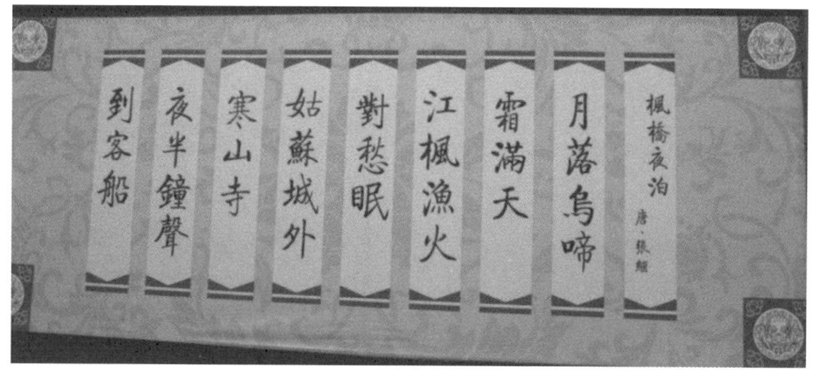

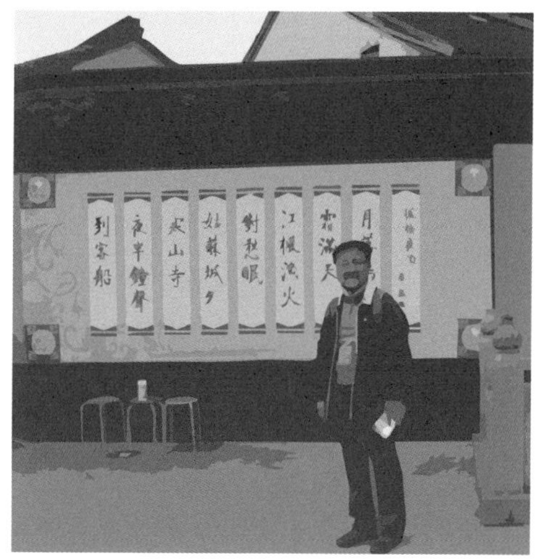

[그림 2.8] 한산사 앞에 있는 장계의 풍교야박 시와 그 앞에서 폼을 잡은 필자.

영원성이 불현듯 시간의 영역으로 들어가는 느낌을 주는 시이다. 달은 지고 까마귀가 울어대는 밤공기는 우리 의식이 가늠하지 못하는 시간의 정체성을 가져다주며 그것이 곧 영원성이다. 이 때 '딩~' 하는 종소리가 그 밤하늘을 가르며 울려퍼질 때 시간 의 흐름이 생겨나는 것은 공간의 거리가 시간의 흐름으로 대체 되며 의식이 반응한 것이다. 영원성과 순간 그리고 시간의 흐름 모두 인간 의식의 산물에 불과한 것일까?

어찌 보면 인간이 갖고 있는 시간에 대한 지각은 공간의 범위나 물질의 지각보다 더 근본적인 것 같다.

특히 우리는 시간의 **흐름**을 느낀다.

이 느낌이 너무나 뚜렷하기 때문에 그것은 우리의 체험의 가장 기본적인 측면을 구성한다. 그것은 우리의 모든 생각과 행위가 지각되는 기본 배경이다. 추억을 먹고 산다는 것 자체가 인간이 시간의 흐름을 느끼기에 가능한 것이다.

'인숙'은 '게412'를 대하고서 과거의 자기 시간을 어디까지 훑어 보았을까?

5. 13

5시 50분경 일어나다. 오늘도 어제 아침처럼 부산을 떨며 누룽밥, 찌개, 야채샐러드 등을 차렸다.

오랜만에 둘이서 수철리에 가보았다. 풀들은 무성히 자라나 있지만 많은 야생화들이 피어나 우리를 반겨주었다.

큰으아리가 그 하얀색을 내뿜으니 나비가 화답하고 있다[그림 2.9]. 생명의 연속성과 그 흐름을 접하기에는 이러한 봄날의 자연이 가장 좋다. 꽃을 피우는 식물과 그것을 이용하는 곤충, 다시 역으로 곤충을 통하여 자기의 씨를 전파하려는 식물의 유전적 진화. 그저 신기하기만 할 뿐이다. 생명이라는 그 씨앗이 흘러흘러 우리와 같은 고등동물로 진화되고 지금 이 순간 의식의 흐름을 토로하는 내가 존재하게 되었으니.

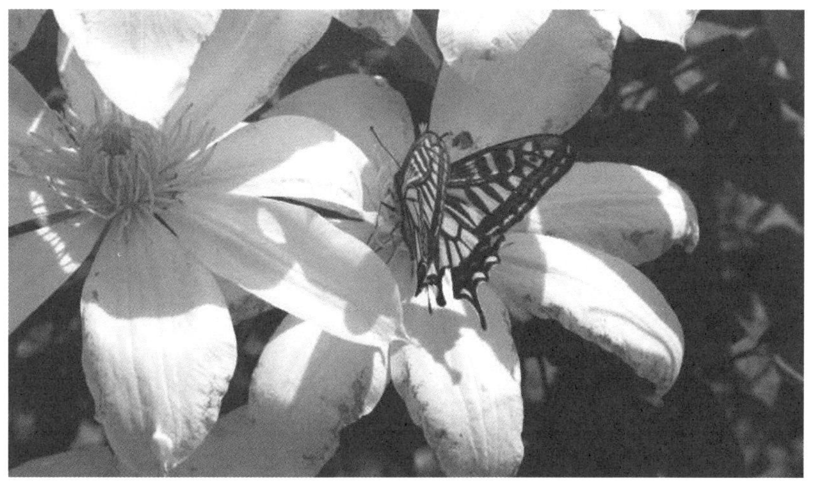

[그림 2.9] 활짝 피어난 큰으아리꽃. 나비가 찾아왔다.

그토록 애끼며 키우는 야생화들도 종류에 따라 터를 잡는 것이 다르다. 모두 다 잘 자라는 것 같지만 자기가 자라던 곳하고 기후가 제대로 맞지 않는 야생화들은 무척 어려워한다. 그중에서도 서양종들 혹은 조금 따스한 곳에서 자라는 것들 그리고 높은 산에서 자라는 것들은 한 해 한 해가 지나면서 결국 하나둘씩 사라져가기도 한다. 자기와 코드가 안 맞아서이다. 진화의 유전자는 이렇게 말하고 있는 것 같다.

'너는 여기서 살 수 없어. 나를 원망하지 마. 너를 이곳까지 억지로 데리고 온 저 인간의 잘못이야!'

저 큰으아리는 우리 토종이다. 그래서 아주 잘 자란다. 지난번에 텃밭에 심어놓은 야채들도 꿋꿋이 잘 자라고 있다.

"저 야채들이 '게412'를 박멸하는 데 큰 역할을 하리라"고 몇 번이고 마음의 주문을 해둔다. 잠깐 둘러보고 나서 1시간 만에 다시 집으로 돌아왔다.

8시경 혼자서 저녁하며 곰곰이 생각해보았다. 어느 절친한 교수 말마따나 내가 아내 곁에 계속 붙어 있는 것이 오히려 아내의 생활에 걸림돌이 될 수도 있겠다 싶다는 생각이 강하게 우러나왔다. 아니, 그렇게 되오질 않았나 싶다. 아무리 '게'와의 전쟁 중이라도 '인숙' 편한 방향으로 가야 한다. 그것이 이 전쟁에서 진정으로 승리하는 길일 것이다.

5. 14

7시경 일어났다. '인숙'과 함께 오랜만에 근처 월봉산을 올랐다. 힘들 텐데 하면서도.

애틋하다.

산다는 것이.

저녁식사 후 아파트 바로 옆에 있는 초등학교 운동장에 나가보았다. '인숙'이가 "운동을 해야 한다"고 하며 운동장을 돌며 뛰기 시작한다. 나보다 더 힘차게 달린다. 하늘엔 달이 휘영청 떠올라 태고의 느긋한 그 모습을 그대로 드러낸다.

어릴 적 전깃불도 없던 그 시골 시절 달이 뜬 밤이면 정말 휘영청 밝았었다. 특히 보리가 익어가는 무렵이면 반딧불까지 합세(合勢)하여 불꽃 향연이 벌어지곤 했다.

우린 그 반딧불을 붙잡아 잔인하게도 빛이 나는 꽁지를 떼어내 이마에 붙여 뛰어다니곤 했다.

돌아올 수 없고 붙잡을 수도 없는 시간들의 그 지나간 아스라한 파편들.

잃어버리고 나서야 소중함을 안다는 평범한 진리도 요즘엔 통하

지가 않는다. 그저 육감을 자극하고 육체적으로 편하며 결국 그
러한 방향으로만 뇌를 자극하는 감성적 기계문명이 온 나라를
덮쳐 별들의 밀어와 달의 포근함은 사라져간다. 어릴 적 별들과
달이 주는 포근한 밤의 정서를 가진 적이 없는 세대들이 밤이 가
져다주는 자연의 숭고함과 인간 본연의 심천과의 교감 그리고
그에 따른 영원한 그 조화로움을—나와 너가 합치되는—어찌 상
상이나 할 수 있을까. 안타깝다.

5. 16

5시 50분경 잠자리에서 나오다. 오늘도 주방에서 무언가를 한다. 오리고기 굽고, 누룽지 끓이고. 아침식사 후 '인숙'은 중국어 공부하러 나가고 나는 직장으로 향했다. 무언가 울적하는 마음이 나의 뇌리 속에서 떠나지를 않는다. 1시경 연구실에서 점심. 빵 하나, 닭다리 하나, 우유, 토마토, 오이 등이 점심 메뉴이다. 작성 중인 논문을 다듬고 8~9교시 수업을 마치니 어느덧 5시 반이다.

오늘 저녁도 초등학교 운동장에 나가 운동을 하였다. '인숙'은 이제는 수술 부위가 괜찮아졌는지 팔 운동을 자유자재로 하면서 빠른 걸음으로 운동장을 돈다. 무려 8바퀴를 돌았다. 내가 먼저 녹초가 되어 벤치에 앉아 쉬었다.
또 상념이 떠올랐다.
나의 뇌는 잠시도 나를 가만두지 않는다.

5. 18

오늘은 저녁식사를 끝내고 집 근처 공원으로 나가 보았다. 400m 트랙을 세 바퀴 돌았다. 저녁 시간이면

주위 아파트에 사는 사람들이 운동을 하러, 산책을 하러, 그리고 그냥 쉬려고 이 공원을 찾는다. 이렇게 바로 거주 지역과 소통되는 공원이 참다운 공원이라고 할 수 있다. 그러나 우리나라 도시들의 시내를 보면 이러한 공원보다 사람들의 발길이 닿기 어려운 곳에 터를 잡은 곳이 더 많다. 법적인 근거에 의해 사람들의 접근성은 전혀 고려하지 않고 그냥 전시 행정적으로 만들어버리기 때문이다. 그러다 보니 그 도시 내에 자리 잡은 야트막한 야산이나 가까운 곳에 자리 잡은 산이 사람들의 휴식처와 운동하는 공원으로 자리를 잡게 되는 것이다.

5. 19

6시경 일어나다. 갈치와 꽁치를 굽다. 7시경 식사를 하다.

절친한 교수와 함께 학교 근처 식당에서 점심을 하였다. 이어 커피전문점에서 연구와 교육 그리고 앞으로의 계획 등에 대해 의논하며 서로의 시름을 달랬다.

교수라는 직책은 세 가지 일을 수행하는 전문 직업에 속한다. 우선 자기가 속해 있는 대학에서 **교육자**로의 역할이다. 가장 중요하다. 두 번째는 전문인으로서 **연구자**의 역할이다. 대학에서 교수집단에 의해 이루어지는 연구가 사실 인류의 문명을 바꾸고 역사를 바꾸는 역할을 한다. 순수한 연구 결과가 나중 응용에 적용이 되어 나타난 것이 오늘날 향유하는 에너지, 정보 통신 그리고 풍부한 식량 증산 등이다. 세 번째는 사회에 대한 공헌 역할을 하는 **봉사자**로의 활동이다.

즉, 교육, 연구, 봉사 등 세 가지 역할을 동시에 수행하는 것이 교수 직업이다. 외부에서 보기에는 "교수들은 시간이 많고 소위 방학이 되면 쉴 수 있으며 언제든 자기 시간 내면서 편한 생활을 할 것이다"라고 상상하는 경우가 많다. 결코 그렇지가 않다. 나의 경우를 보자.

교육: 공학 교육에서 가장 중요한 일반물리학 교육에 심혈을 기울인다. 이를 위해 이미 일반물리학 교재를 집필하였고 실험 교육 또한 철저하게 실시하고 있다. 현대 물질문명을 일으키게 된 동기는 사실상 현대물리학에 기반을 둔 양자역학이 탄생하고부터이다. 이를 바탕으로 현대의 정보통신 소자들－라디오, TV, 스마트폰, 로켓 등－이 탄생되었다고 해도 과언이 아니다.

연구: 원래 지은이의 전문 연구 영역은 '핵물리학'이다. 즉 원자씨(핵)에 해당되는 핵의 구조를 연구하는 영역으로 주로 입자가속기를 이용하여 내부 구조를 연구하고 있다. 국내에서 추진 중인 과학비즈니스 벨트 사업 중 '중이온가속기 구축' 연구 프로젝트가 바로 나의 연구 영역과 일치한다. 꾸준히 해외 전문 연구 저널에 논문을 발표하고 있다.

한편, 지방대학에서 물리학과의 존재는 유지되기 어려운 것이 근래 15년 동안의 국내 대학 사회의 큰 흐름이 되어왔다. 내가 속한 대학도 결국 순수 학과는 거의 사라지고 유행을 따라 '디스플레이공학과'라는 새로운 학과를 몇 년 전에 만들어 운영되고 있다. 지은이가 이과에 소속되어 있는데 이에 걸맞게 연구 영역을 이 분야에 맞추어 도전하고 있다. 주로 유기성 재료에 의한 광발광소자(OLED로 불림)의 개발과 그 해석 연구에 주력하고 있다. 스마트폰 등에 사용되는 화면에 쓰인다.

봉사: 나의 경우 외부활동에 의한 봉사–강연, 자문 등–보다는 보다 광범위한 영향을 줄 수 있는 활동을 기획하고 있다. 가장 이에 걸맞은 것이 일반인을 대상으로 하는 저술 활동이다. 일반 과학에 기초를 둔 전문서적을 구상하여 집필 중에 있다.

그런데 여기서 문제는 어느 한 방향으로 너무 쏠리게 되면 필연적으로 이 중요한 의무 중 하나 혹은 둘이 피해를 준다는 사실이다. 예를 들면, 사회봉사를 너무 강조하는 나머지 외부 활동에 치우치게 되면 필연적으로 자기가 속해 있는 대학에서의 교육 활동은 위축되기 마련이다. 그러면 그 피해는 고스란히 학생들에게 돌아간다. 가장 우려스러운 결과에 속한다. 아울러 이러한 경우 또한 연구 활동은 더욱 소홀하게 되어 교수 직업의 꽃이라고 할 수 있는 전문 논문 발표는 거의 불가능하게 된다.
사실 세 가지 활동 중 '교육' 아니면 '연구'는 반드시 수준 높은 결과를 창출해야 하는 것이 교수 자격의 척도라고 할 수 있다. 나의 개인적인 견해로는 봉사활동은 교육과 연구 활동에 방해되지 않는 수준에서 이루어지는 것이 옳은 방향인 것 같다. 교수들의 정치 활동은 제발 자제되었으면 한다.

5. 20

비가 나린다. 오랜만이다.
'인숙'은 배 아파한다. 걱정이다. 학교에 나가 연구실에서 조용히 지냈다.

비가 나려서일까 울적하다. '인숙'을 생각하면 눈물만 나린다. 비와 눈
물이 뇌 속에서 요동을 친다.

오늘 실험 시간에는 실험을 진행하면서 학생 한 명 한 명과 면담
을 하였다. 다들 착하다. 이렇게 착한 자식들을 길러준 학부모
님들을 생각해서라도 열심히 교육시켜 좋은 길로 인도해주어야
한다.

단순히 고등학교 시절 계산 능력이 좀 모자란다고, 뇌의 능력이
분석적이 아니라는 그 이유만으로 서열이 정해져 대학교에 들어
오는 현실이 부끄럽기만 하다. 이 모든 것을 뛰어넘는 것은 결국
'노력' 뿐이다.

'인간'이 뿜어낼 수 있는 가장 아름다운 세계가 노력하는 그 순
간의 모습이 아닐까?

어디에서든, 무엇을 하든 노력이 없는 한 성공은 따르지 않는다.
**특히 자기가 싫어하는 것을 우선적으로 독하게 돌파하려는 마
음가짐**이 결정적이라고 할 수 있다.

따라서 나는 학생들과의 면담 시 이 점을 가장 중요하게 역설을
하는 편이다. 그러나 아쉽게도 '노력'이라는 단순 명쾌한 사실을
인식하지 못하는 학생들이 많아 마음이 아프기만 하다. 책을 보
더라도 보았던 부분을 서너 번은 반복해야 자기 것으로 되는데
한 번 보고는 그것으로 공부했다고 판단해버리는 경우가 많다.

허기사 이러한 반복 연습이 본인 스스로는 아니 되어 학원에서 반복적인 객관식 문제에 길들여진 것이 오늘날의 청소년 학생들이다. 스스로 공부하는 자세를 중·고등학교 시절 이 사회가 빼앗아 가버린 것이다. 슬프고 통탄할 일이다.

5. 22

7시경 자리에서 나왔다. 날이 좋아졌다.

피곤함이 누적되는 듯싶다. '인숙'과 함께 근처 월봉산을 올랐다. 피곤함이 누그러진다.

하루 세 끼 식단 준비하고 식사하는 데 점점 힘이 든다는 감이 온다.

항암치료를 무사히 견디어내고 이겨내야 할 터인데 걱정만 앞선다.

5. 24

수술 후 첫 진료받는 날이다.

09:20 진료가 시작되다.

역시 2분여 짧은 진료 아닌 면담 수준.

그리고 일방적 코멘트가 흘러나온다. 항암치료는 물론 방사선치료까지 병행한다는.

다른 곳으로의 전이는 없다는 결론에 그나마 안심이 되었다.

6월 2일 첫 항암치료 및 진료가 시작되는 것으로 계획표가 정해졌다.

진료기록부를 보니

tumor size: $5.1 \times 3.7 \text{cm}^2 (pT3)$.

아마도 3기를 뜻하는 듯했다. 도대체 설명을 전혀 안 해주는 것이 의아하기만 할 뿐이다. 가족에 대한 배려 차원이라고 해두면 마음 편할 것 같다. 그럼에도 마음은 편치가 않다. 왜냐하면 이러한 결과에 대해 언급을 피하는 것은 "전문 영역에 속하는 것이니 당사자마저도 알 필요가 없다"는 식으로 받아들일 수밖에 없기 때문이다. 이 경우 무시를 당한다는 느낌이 강하게 작동하게 된다.

3기가 되었으니 그리고 종양의 크기가 이 정도이니 정해진 매뉴얼 방식대로 방사선치료까지 하는가 보다고 판단할 수밖에 없다. 그저 안타깝기만 하다.

11시 조금 지나 병원 식당에서 전복죽으로 점심하고서는 곧장 집으로 돌아왔다.

5. 26 밤부터 비가 나린다. 바람도 세차게 몰아친다. 불안과 정신의 흐트러짐에 대한 안타까움이 자꾸 교차되며 마음을 무겁게 짓누른다.
어느 인생길인들 험하지 않은 곳이 있을까?

5. 27 6시 10분경 '인숙'과 함께 자리에서 나왔다. 잠은 잔 것 같은데 피곤감이 무겁다. '인숙'은 잠을 못 잤다고 한다. 안타깝다.
마음을 추스르기 위해 수철리에 가보았다. 텃밭 정리를 하였다. 고추, 오이, 토마토 등을 위해 지지대를 설치하고 노끈을 매어 싱싱한 야채 공장(?)을 완성시켰다. 잡초 제거를 하는데 꽤나 힘이 든다. 이놈의 잡초는 6월이 되면 순식간에 걷잡을 수 없이 번식한다.

'암'과의 전쟁을 벌이는데 이 잡초 제거쯤이야 아무것도 아니다.

5. 28 토요일임에도 학교에 나갔다. 오늘이 졸업생들이 찾아오는 '홈커밍데이'이기 때문이다. 물리학과 자체가 없어진 지 벌써 7년째. 그럼에도 졸업한 학생들이 잊지 않고 찾아준다. 그저 고마울 뿐이다. 똑똑하고 착하고 예절 바른 학생들이었다. 그에 비해 잘해주지 못했구나 하는 감회가 일곤 한다. 오늘도 어김없이 반가운 얼굴들이 나타났다. 찾아준 제자들과 반갑게 만나 이야기하고, 졸업생들과 재학생들과의 축구 시합을 보고, 기념 촬영하고, 같이 어울려 시원한 막걸리하며 좋은 시간을 보냈다.

이와 같은 홈커밍데이는 이제 15년쯤 된 것 같다. 비록 물리학과의 정원은 타과에 비해 적고 인기도 없었지만 이러한 행사나

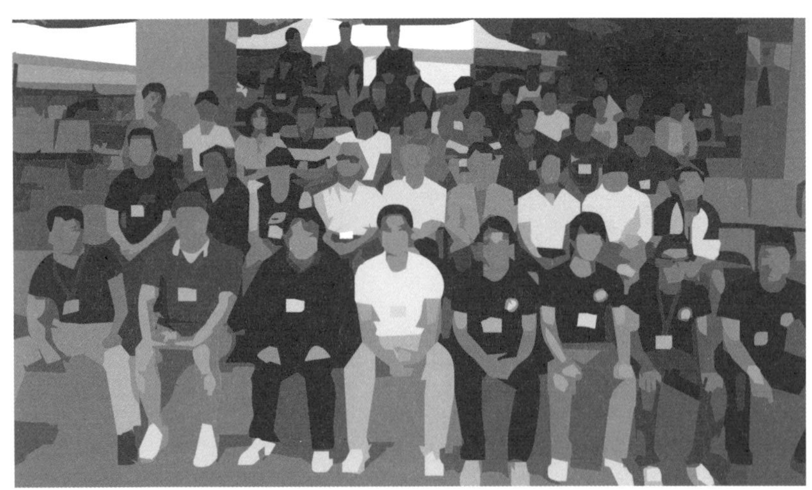

[그림 2.10] 2011년의 홈커밍데이. 많은 졸업생들이 와주었다.

자체 인터넷 활용 등에서는 가장 앞서고 잘해나갔었다. 1998년부터 학부제가 실시되면서 학과의 붕괴는 필연이 되었고 결국 2004년을 끝으로 문을 닫게 되었다.

그 학부제 하는 기간 중 소위 인기(?)가 있어 잘나간다는 학과(전공)들을 얼마나 부러운 눈으로 쳐다보았던가?

지금 생각하면 참 별 볼일 없는 것을.

지방대학에서 순수학문을 추구하는 과의 유지가 힘든 것은 사실이다. 그렇다고 대학의 기본, 즉 변해서는 아니 되는 진리, 다시 말해 중요 학문에 대한 교육을 버린 것은 결코 옳은 것이 아니었다. 그렇다면 그 학부제를 통하여 인기 있는 전공들이 더욱 발전하고 좋아졌는가? 천만의 말씀이다. 인기에 안주하여 오히려 나락의 길로 갔음이 몇 년 후 드러나고 만다. 변하지 않는 교육과정을 추구하면서 진리의 상아탑을 쌓고 유지하며 꾸준히 교육에 정진하는 길만이 대학이 살길이고 전공 발전에의 참된 길임을 일깨워주었을 뿐이다. 그런데도 요즘 들어 다시 평범한 진리를 외면하고 제2의 학부제를 실시한다고 야단이다.

"대학이 왜 존재하는가?"

하는 본질은 외면하면서 학생 수가 모자랄 것이 확실하므로 그것에 대비한다는 명목하에 상아탑을 파괴하며 금방 쓰러질 **인기 영합 탑**만을 세워나간다.

물리학과를 폐쇄하고 내가 학부장으로 재직할 때 한 가지 철칙을 제시한 바가 있다. 그것은 이제 더 이상 '물리'라는 용어를 우리 과에서 사용하지 말자는 것이었다. 왜냐하면 '물리'라는 용어가 나오면 학생들은 물론 학교 또는 교수들마저 강한 거부 반응을 보이기 때문이다. 따라서 디스플레이공학부의 교육과정을 입안할 때도 이 점을 감안하였다. 되도록 실기위주로 하고 특히 산업계에서 초빙된 교수들 위주로 교육과정을 만들어 학생들의 취업에 도움이 되도록 하였다. 그야말로 교육 자체를 철저히 기술공학적으로 접근해버린 것이다.

자! 그렇다면 성공을 하였을까?

처음에는 잘되는 듯했다. 그러나 5년 후!

교육적인 측면에서는 대실패. 더욱이 대학원 활성화에는 완전 잘못된 길임이 드러나기 시작하였다. 그 실패의 가장 큰 원인은

첫째, 학생들의 독립심을 키워주지 못한 점,

둘째, 교수들의 개인적 성향에 따른 교육에 대한 이해 부족,

셋째, 기초교육, 특히 수학, 물리, 화학이 갖고 있는 공학 교육에서의 중요성 간과,

넷째, 실체가 없는 시대 영합적 흐름과의 타협

등이다.

이러한 지은이의 애기가 '암'과는 상관없는 내용이라고 그래서 쓸데없는 이야기라고 할 독자가 있을 것이다.

과연 그럴까?

첫째의 것은 특히 취업을 위한 교육과정에서 두드러졌다. 이는 학생들 스스로 찾아가고 문을 두드리도록 한 것이 아니라 교수

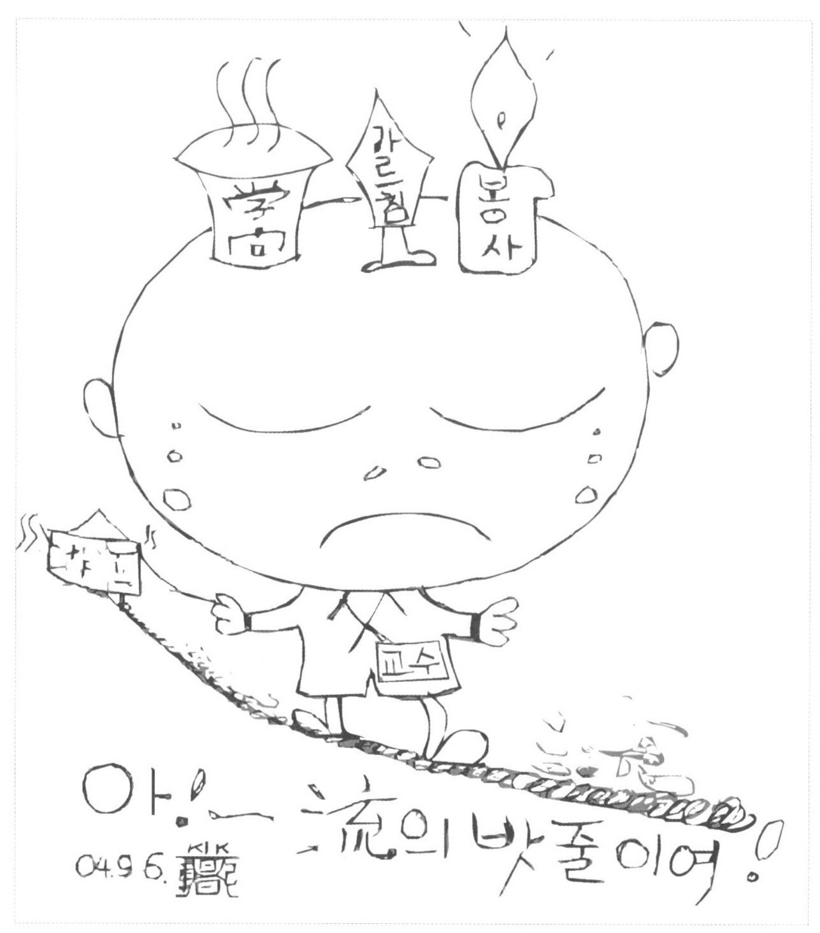

[그림 2.11] 지방대학이 소위 일류 아니면 우수대학이라는 간판을 내걸 때 그 뒤에서는 교수들의 눈물 나는 노력이 존재하였다. 그림은 필자가 교내 교수신문에 게재했던 만평이다. 이상하게 보이는 글자는 지은이의 한자 이름(文昌範)이 모두 들어간 기호이다. 중학교 시절 고안해낸 창작물이다.

들이 특정 기업체를 소개하고 추천해주며 쉽게 취직을 할 수 있도록 해버린 것이다. 이 결과 학생들 스스로의 독립심을 완전히 무너뜨려버리게 되었는데 그 폐해는 교수들에게 고스란히 부담으로 돌아오게 된다. 학생들이 '취직은 교수들이 시켜준다'는 것으로 받아들이고 전인교육 자체가 무너져버린 것이다. 이것은 네 번째의 시대 영합적 흐름과의-취업률 경쟁-타협의 산물이기도 하다.

둘째의 것은 교수 각자가 학생들의 장래와 과 혹은 학교의 발전에 대해 대승적으로 접근을 하지 않고 개인의 사소한 이익을 좇는 방향으로 교육에 임했다는 사실에서 나왔다. 쉽게 말해 학부 교육에 교수 자신에게 익숙하고 연구에 조금 도움이 된다는 이유로 대학원 과정의 내용을 교과서도 없이 일방적으로 주입시키는 우를 범한 것이다. 이러한 결과는 학생들에게는 어렵다는 인식만 심어주면서 기초 지식은 없는 상황을 만들어버리게 된다. 여기서 기초 지식은 학생들이 어떠한 상황을 맞이하였을 때 그 상황에 대처할 수 있는 능력을 길러줄 수 있는 교육 영역을 말한다. 심지어 대학원에 입학한 학생들도 가장 기본인 수학 지식은 물론 물리 지식이 없어 대학원에서 행해지는 실험 연구를 제대로 수행하지 못하고 대학원 교육의 부실을 유발하게 되었다. 그럼에도 교수들은 대학원 과정에서도 기본을 버리고 대학원 학생을 그저 단순 자기 연구 보조원으로만 활용하는 잘못을 계속 견지하고 있다. 반성할 일이다.

세 번째의 것이 가장 안타깝게 생각하는 부분이다. 지은이가 물리학과를 운영할 때는 몰랐는데 막상 공학 교육을 운영하고 그 과정을 겪어보니 수학, 물리학, 화학 등 기본 기초 과목이 결국 공학 교육의 질을 좌우한다는 사실을 뼈저리게 느끼게 되었다. 간단히 말해서 전기, 전자, 정보 통신, 컴퓨터, 재료 공학 등의 전공은 1학년에서 최소한 2학년 2학기까지는 기초수학, 일반물리학, 일반화학과 이에 따른 기초 실험만 하여도 충분히 경쟁력 있는 학생들을 길러낼 수 있다는 사실이다. 구체적 전공은 나머지 2년 동안에 충분히 커버될 수 있으며 특히 취업은 특정의 실험 프로젝트를 통하면 무난히 달성될 수 있음을 알게 되었다. 더욱이 이러한 교육 체계를 마친 학생은 대학원 과정에서 빛을 발할 수 있다는 사실이 더욱 중요하다. 즉 연구에서 제대로 된 능력을 발휘할 수 있다는 사실이다. 서구 유명 대학들이 공학 교육에 있어서 왜 철저하게 기초 과목–수학, 물리학, 화학–의 이수를 의무화하는지 돌아보아야 한다. 우리나라 공학 교육에 대한 단편적인 접근과 근시안적인 교육 문화에 걱정이 앞선다.

호소한다.
"튼튼한 기초 교육이 결국 '암' 세포를 박멸하는, '암'과의 전쟁을 승리로 이끌어내는 창조적 과학/기술의 길로 안내한다"고.

5. 29

오늘도 어제에 이어 아주 쾌청한 날이다. 덥기도 하고. 오전 잠깐 '인숙' 눈물을 흘렸다. 내가 '마지막 강의'라는 책을 괜히 보여주었나 보다. 내 죄가 크다. 이 책은 췌장암에 걸린 어느 교수의 일기 형태의 수필로 결국 마지막 강의를 끝으로 이 세상과 하직한다는 내용이다. 어제, 같은 과 교수로부터 선물받은 것인데 나 역시 이 책을 받으면서 묘한 감정이 일었었다. 가슴이 아프다. 오늘은 설화산을 올랐다. 이 산을 자주 오르게 된다. 포근한 산이다. 내려와서는 근처 식당에서 콩국수와 청국장으로 점심하고는 수철리로

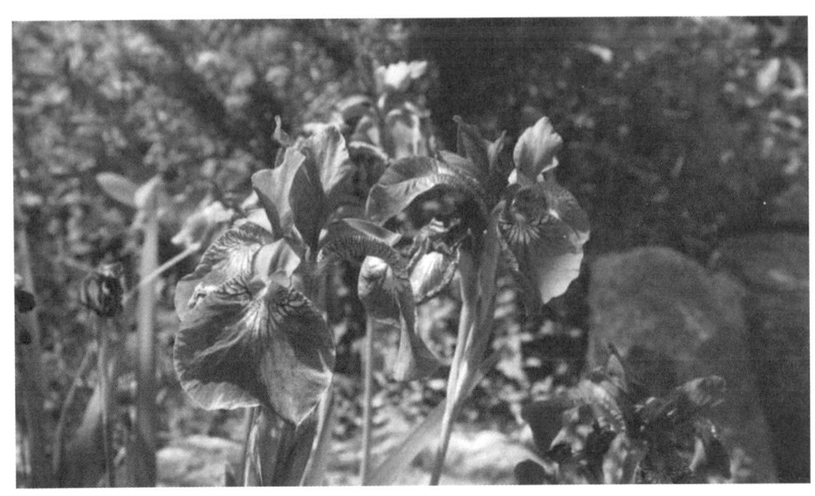

[그림 2.12] 수철리에 피어오른 붓꽃의 단아한 모습.

갔다. 많은 야생화들이 자기 계절을 쫓아 피어나 있다.

특히 붓꽃이 화려한 자태를 뽐낸다. 언제보아도 우아하다. 미나리, 머윗대, 딸기 등을 따왔다.

집 베란다에는 아열대 식물인 팔손이가 자란다. 해마다 12월이면 꽃을 피우는 놈이다. 집 베란다에서 팔손이의 꽃을 피우게 한다는 것은 아마도 힘들 것이다. 날씨가 더워지면 잎에는 하얀색의 병충해가 발생하곤 한다. 처음에는 끈적끈적한 액을 내뿜는다. '인숙'이에게 '게'가 출현한 이후로 나에게는 이 하얀 병충해와 끈적이를 제거하는 것이 마치 의무인 것처럼 되었다. 끈적이가 나타나면 잎 뒷면에는 틀림없이 하얀 가루 같은 이놈이 반드시 출현한다. 따라서 우선 끈적한 엿기름 같은 것을 직접 손으로 문

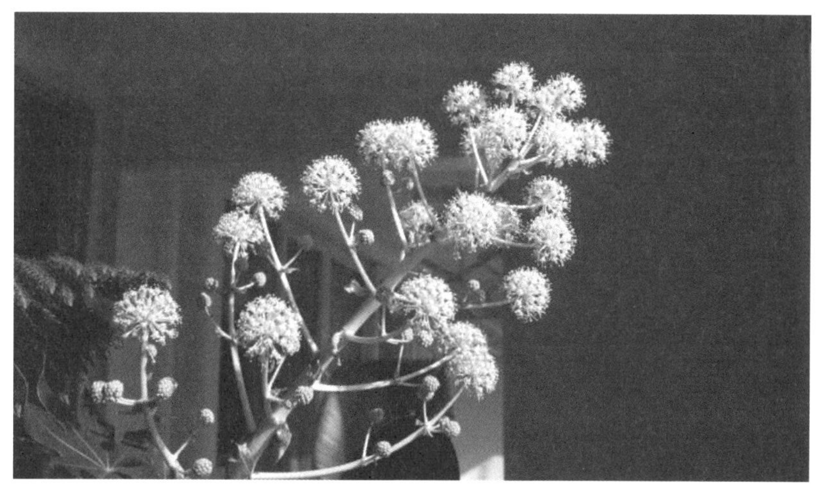

[그림 2.13] 베란다의 팔손이가 꽃을 피운 모습. 2011. 11. 24.

지르며 없애 나간다. 물론 하얀 가루도 내 손가락을 통하여 철저하게 박멸된다. 마치 '게'와의 전쟁에서 한치의 양보도 없이 전멸시킨다는 각오로 임한다. 조금이라도 소홀히 하여 제대로 제거하지 못할 경우 2~3일 후면 어김없이 다시 출현한다.

정말 '암'과 같은 놈이다.

내가 질 것 같은가. 끝까지 퇴치한다.

그러면 팔손이 역시 화답한다. 싱싱하게 자라주는 것이다. 올해도 12월이면 어김없이 꽃을 피울 것이다[그림 2.13].

내가 사는 아파트의 베란다는 많은 종류의 나무와 야생화들이 자라는 조그만 정원이다. 이곳에서 관음죽, 남천, 호랑가시나무, 천리향, 피라칸다, 영산홍, 치자나무, 테이블야자, 말발도리, 팔손이, 산호수, 고사리, 석곡, 춘란 등이 열심히 제멋에 살고 있다.

이 나무들과 야생화들은 비록 햇빛을 적게 받거나 또는 직접적으로 받지는 못하지만 나름대로 열악한 환경 속에서도 잘 자라준다.

봄이 되면 화원에서 제철 꽃들을 사다놓으면 멋스러운 봄 또는 가을의 화단이 되기도 한다. 수선화, 국화 등이다. 사실 대부분의 나무들과 야생화들은 실내에서는 제대로 자라지 못하며 결국 죽고 만다. 반드시 자연의 품속에서 커야 하며 겨울철 엄동설한을 경험해야만 꽃을 피운다. 특히 알뿌리 야생화들의 생리가 그러하다. 따라서 베란다 화단에서 한번 꽃을 감상하고는 수철리 자연 속으로 보내주기도 한다. 그러면 잘 자라며 해마다 꽃을 피운다.

제주도에는 몰마농이라는 것이 있다. 여기서 몰(ᄆᆞᆯ)은 고어(아래아)이며 말을 의미하는 제주도 고유어이다. 그리고 마농은 마늘의 제주도어이다. 이 몰마농이 소위 제주도 수선화이다. 이 몰마농이 나의 생가 텃밭에 많이 있는데 2월이 되면 엄동설한에도 어김없이 하얀 꽃을 피운다. 그리고 향이 일품이다. 매화와 같은 시기에 꽃을 피우고 향도 비슷하다. 이 몰마농을 캐어 몇 번 가져다 심어 키워보았다. 수철리에서는 추워서 죽어버리고 실내에서는 꽃을 피우지 못했다. 제주의 흙과 바람 그리고 햇빛이 아니면 아니 되는 것이다.

베란다 이야기로 돌아가자. 우리나라 사람들에게는 알다가도 모를 이상한 면이 존재한다. 한자 성어에 조삼모사(朝三暮四)라는 것이 있다. 아침에 세 개 그리고 저녁에 네 개의 먹이를 준다고

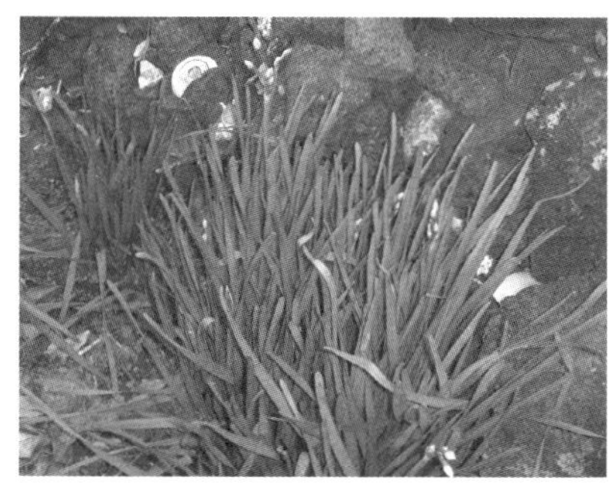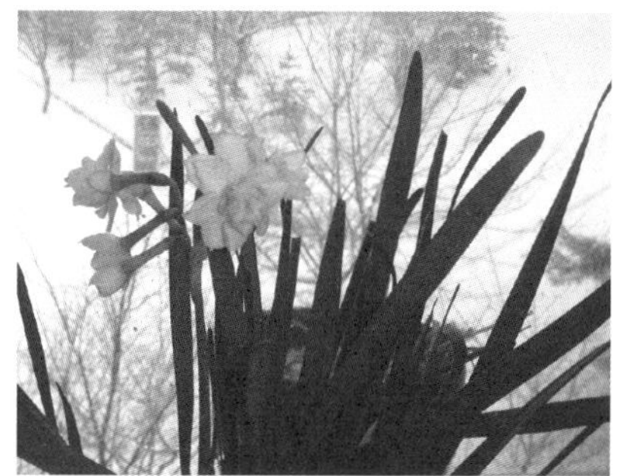

[그림 2.14] 제주도 몰마농(수선화)의 모습. 왼쪽 것은 1월 말의 생가 텃밭에 있는 모습이고 오른쪽 것은 제주도 생가에서 가져다 화분에서 길러 2월 말에 꽃핀 모습이다. 가져온 그해에만 이렇게 꽃을 피우고 다음 해부터는 꽃을 피우지 않았다.

하는 주인의 말에 원숭이 왈

'아니 왜 아침에 세 개만 줘요?' 하고 따진다. 주인 왈

'그러면 아침에 네 개 저녁에 세 개를 줄게',

그 원숭이의 대답 '야호!'

언제부터인가 아파트의 베란다를 없애고 확장 공사에 의해 소위 평수를 넓히는 것이 유행이더니 이제는 그것이 대세로 자리를 잡은 모양이다.

그러면서 아파트 평수가 넓혀졌단다. 대표적인 **조사모삼**이다. 아니, 오히려 더 못하다. 왜냐하면 주거공간에 있어 외부와의 충격완화 지역을 없애버린 꼴이 되었기 때문이다. 사실 아파트 베란다의 진짜 용도는 화재와 같은 위험에 처했을 때 피난처로의 역할에 있다. 외부와 손쉽게 노출되어 그러한 위험에서 구조대에 의해 구조가 가능하기 때문이다. 따라서 원래 베란다에는 창문을 하는 것도 불법이다. 그러나 우리나라가 보통 나라인가. 모든

게 무시된다. 무시되는 것까지는 좋은데 그것이 용인이 되고 결국 정부가 손을 들고 만다. 나쁘게 말하면 정부는 악마와 손잡은 형세가 되는 것이다. 이러한 불법 아닌 불법 행태가 만연되는 것은 한두 가지가 아니다. 자동차를 보자. 시커멓게 그것도 이제는 운전석 앞 유리창까지 선팅하고 활개 치는 곳이 대한민국이라는 나라이다. **모두가 '암'적 존재들이다.**

오히려 베란다를 휴식 공간으로 사용하면 얼마나 좋은가. 그림 2.15는 베란다에 마련된 정원의 모습이다. 또한 나는 베란다에 책꽂이를 설치하여 서재로도 사용한다. 그리고 의자를 가져다놓아 의자에 앉아 책읽기를 즐긴다. 마치 집을 떠나 가까운 도서관

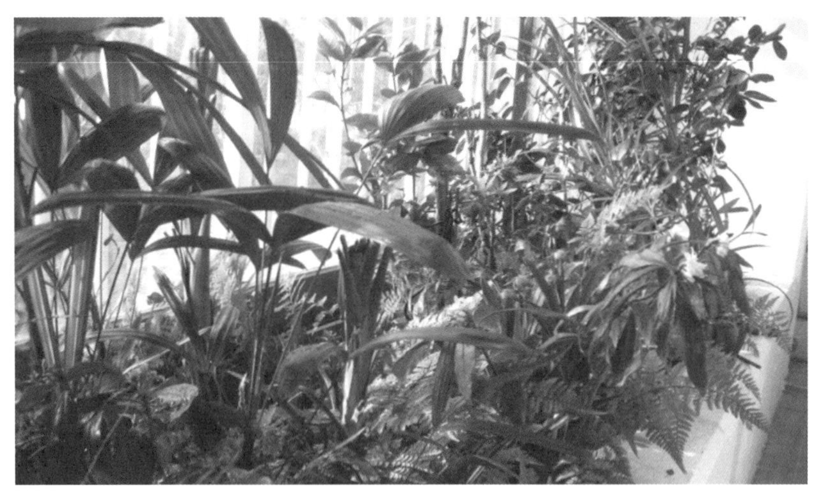

[그림 2.15] 지은이의 아파트 베란다에 설치된 화단에서 자라는 나무와 야생화들의 모습. 관음죽, 테이블야자, 팔손이 등이 자라는데 이것들이 실내공기를 정화시켜주며 우리들의 건강을 지켜주는 파수꾼의 역할을 한다. 참고문헌 [3]을 보기 바란다.

에 온 듯한 느낌을 줄 때가 많다. 겨울이 되면 춥더라도 모포를 감고 앉아 그 겨울철에 푸르게 자라는 나무와 야생화를 보는 멋이 아주 좋다. 더욱이 하얀눈[白雪]이 나리고 쌓이는 장면이 창가에 투영될 때는 그야말로 환상적이다. '암'과의 전쟁에서 지렛대의 역할을 톡톡히 한다.

3장

2차 전쟁: 항암 주사

1. TNBC

6.2 6시에 일어났다. 안개가 진하게 깔려 있다. 1차 항암 주사가 투여되는 날이다. 아침 일찍 병원으로 향하였다.

06:30 출발.

08:00 병원 도착.

08:10 채혈.

08:23 흉부 엑스레이 촬영.

09:00 아침식사.

10:40 진료.

항암치료 전문의 진료를 통하여 비로소 '인숙' 암에 대한 자세한 정보를 알게 되었다. 공식 명칭은

삼중 음성 유방암 (triple negative breast cancer: TNBC).

유방암 환자 중 약 10~15% 확률로 나타난다고 한다. 특이한 성질을 갖고 있으며 전파 속도가 무척 빠르다고 한다. 겁이 덜컥 났다. 더욱이 표적 항암치료는 없으며, 그 반면에 3년간 재발이 없으면 완치 판정을

받는다고 한다. 보통 암인 경우 5년인 것을 감안하면 장점도 있다는 것을 의미했다. 어찌 되었든 어느 정도 자세히 그리고 전문적인 내용을 설명해준 담당 전문의에게 이 자리를 빌려 고마움의 말씀을 드린다.

12시경 조제된 약을 구하러 병원 밖에 있는 약국에 다녀와야 했다. 보통 불편한 것이 아니다.
이러한 불편이 의사와 약사 간의 투쟁의 결과임을 우리는 안다. 환자나 그 가족들의 편의는 안중에도 없다.

13:40 항암치료 시작.
침대에 누워 항암 주사를 받는 '인숙'을 쳐다본다. 소위 공포의 빨간 약 2개가 먼저 투여된다. 나중에 다시 2개의 하얀 약이 투여된다. 졸려 '인숙' 자기 시작하다.
14:50 드디어 끝나다. 어질어질한지 내가 가볍게 부축하면서 나왔다.
15:45 영양 교육을 받다.
16:00 집으로 출발.
17:30 집 도착.

'인숙' 항암 주사를 맞는 동안 병실 복도에 앉아 조용히 책을 읽었다.
이름하여 '양자생물학.'
거의 30여 년 전 구입하고서는 그냥 놓아두었던 책이다. 근래 들어 유기발광디스플레이소자 연구를 하는 과정에서 유기분자들의 구조에 관심을 갖게 된 것이 이 책을 보게 된 동인이 되었다. 특히 분자의 미시적인 세계의 특성을 물리학의 양자역학을 기반으로 설명하는데 나에게는 눈에 확 들어오는 책이다.

광합성에 관여하는 클로로필의 에너지 구조를 흡수스펙트럼에 의해 분석하는 과정과 벤젠과 벤젠고리를 갖는 다양한 분자들의 에너지구조를 양자역학에 기초하여 설명을 하고 있다. 이미 어느 정도 알고 있는 나로서는 이 책을 통하여 DNA의 구조와 역할 그리고 '암'의 발생에 대한 원인 등에 대한 기초 지식을 얻는 데 큰 도움이 된다. 비록 오래된 책이라 하지만 그 기본 원리는 변함이 없기에 지금도 가치를 가지는 책이라 하겠다.

이번 '인숙'이의 '게'의 출현에 맞닥뜨려 나는 단백질 분자의 구조와 그 작용에 대한 호기심이 무척 높아졌다. 특히 '암'에 대한 양자역학적 접근에 의한 해석이 가능하지 않을까 하는 근본 물음을 품고 자료들을 수집하는 버릇이 생겨났다.

2. 1차 항암

6. 2 오늘 무사히 '인숙' 첫 항암치료를 마쳤다.

10~15%의 발생 확률을 갖는 3중 음성형 유방암이라 했다. 명확한 표적 약물과 객관적인 치료 확률은 존재하지 않는다고 했다. 3년이 중요하다는 언질과 함께. '인숙'은 장기적으로 재발의 가능성이 없는 형이라는 것에 적이 안심되는 듯했다.

'인숙'은 내가 보이는 자식들, 우주의 아픈 것에 대한 행동이 나의 이기적 마음에서 비롯되는 것으로 인식하고 있었다. 요즘 들어 우주가 빈혈 증세가 있고 헤모글로빈 부족이라는 진단이 나온 바가 있다. **역사적으로 그리고 유전학적으로 보았을 때 어린 자식들이 부모의 마음을 이해하는 경우는 극히 드물다.**

나는 이러한 사실을 인식하기에 '인숙'에게 신경쓰지 말라고 몇 번이고 자주 이야기하곤 했다. 그럼에도 그 모성애라는 유전자 형질이 결국 엄마가 철부지 없는 자식에게 끌려다니게 하는 것이다. 이 결과 항암치료받고 돌아오는 도중에 관계되는 병원 근처에 다다를 때 '인숙'이의 잠깐 들를 수 없느냐는 말이 나오게 된다. 그리고 나는 폭발하게 된다.

"그래, 현시점에서 당신에게 올인하여 병을 치료하는 것이, 그리고 애들에 대한 나의 행동이 이기적인 것이라면 좋다. 당신에게 그토록 매달린다고 한 것이 그래 고작 이것이냐. 몇 달 전부터 외로움, 혼자라는 것을 많이 느꼈다. 나는 도대체 가족에게 무슨 존재냐?"

명철한 판단에 의해 가고자 하는 것이 결국 이기적인 행동으로 보이는 것이다.

집에 도착하고 나서는 서럽고 흥분되어 30여 분간 근처 초등학교 벤치에 앉아 분을 삭였다.

그냥 서러웠다. 그냥. 모르겠다. '인숙'은 미안함의 표현은 하였지만.

도대체 나는 어디로 가야 하나, 어디로. 밤 10시다.

6.3 아침 안개가 무겁게 깔린 날이다. 의외로 항암에 대한 증상이 별로 크지 않은 듯 '인숙'은 평상시와 다름없이 행동한다. 어제 알았던 삼중 음성암은 재발의 위험성이 큰 것으로 학계에서 보고 있다는 것을 알게 되었다. '인숙'은 인터넷을 통하여 재발의 위험성을 감지하고는 크게 걱정하기 시작했다. 그러나 어쩌겠는가? 내가 더 불안하다.

3년을 무사히 넘겨야 한다. 3年.

산엘 부득부득 가자 우겨 월봉산을 올랐다.

산에서 서로가 못다한 가슴속의 말을 나누었다.

'인숙'은 나의 확고한 고집에 자기의 할 말은 물론 할 일도 못해왔다고 했다.

그럼 나는 어떻고.

마음이 무겁다.

혼자 베란다에서 마음을 삭혀보았다.

안 된다.

가슴도 뛰었다.

억울하다는 생각에 더욱 크게 뛴다.

이렇게 인간은 **이기심으로 무장된 의식의 동물**이다.

여기서 이성이라고는 찾아볼 수 없다.

생명에 연연하는 것은 이성, 의식과는 무관한 것일까?

6.4

이제 9시다. 커피를 마신다. 6시 반부터 아침 준비에 설거지. 끝나니 8시 반.

'인숙'은 드디어 메스꺼움이 나타나며 항암 약물 증상이 본격적으로 찾아오는 듯했다. 아침을 힘겹게 먹고 자리에 누웠다.

구름 사이로 엷은 햇빛이 새어나와 베란다를 적신다. 재발에 대한 공포감이 계속 나를 엄습하고,

'왜?'라는 현실도피 마음이 계속 나를 억누른다.

'인숙' 곤히 자는 사이 베란다에서 박사학위 논문 발표 자료를 점검하고 디스플레이 관련 논문을 손질하였다.

11시경 '인숙' 일어나왔다. 산을 타고 싶다고 한다.

저 고집 어떻게 꺾나.

좀 괜찮다 싶으면 이렇게 무리하게 운동을 하려고 하니.

6.5   7시가 되어서야 일어났다. 6~7시 사이에 실로 많은 꿈을 꾸었다. '인숙'은 이제 완전히 입맛을 잃은 듯하다. 메스꺼움은 더욱 심해졌다. 그래도 먹어야 한다는 일념으로 식사하는 모습에서 눈물이 난다. 아니 슬프겠는가?

맑은 햇빛이 베란다에 힘차게 들어온다. 8시 반이다.

9시경 '인숙'은 다시 잠자리로 들어갔다. 11시 조금 지나 일어나 나왔다. 나는 그동안 베란다에서 논문을 검토하면서 마음을 달랬다. 점점 힘들어하는 '인숙' 모습에서 마음도 점점 무거워 간다. 이제 시작일 뿐인데…….

점심은 근처 칼국수 전문 식당에서 조개칼국수로 하였다.

오후 되어 몸이 풀리니 또 산에 가잔다.

'어이구! 골치야.'

상식적으로 생각하면 이런 경우에 육체적인 피로를 가하면 뇌가 그것을 극복하려고 에너지를 소비하게 되어 있다. 그러면 그 영향으로 에너지가 소진되어 항암을 이겨내는 데 더 어려워질 것은 당연할 터, 도통 이 남편 말은 안 듣는다. 저 고집을 꺾을 수가 없다.

무시당하는 내가 한심하고 서럽기조차 하다.

그러면서도 행복하다.

6.6   5시 조금 지나 깨었지만 6시 되어서야 자리에서 나와 아침 준비를 하였다. 생선 굽고, 계란 프라이하고. 식사하고 설거지를 끝내니 8시.

KBS 아침마당을 보는데 오늘 따라 건강 식단 프로그램에 관한 것이 주제로로 흘러나왔다. 간암, 위암, 유방암을 이겨낸 환자들이 출연하여 암을 이겨낸 이야기를 했다. 각자 자기에게 맞는 식단을 소개하며 자기를 이기게 해준 야채, 야채즙 등을 선보였다. 위암에 걸렸던 사람은 거의 사망선고를 받은 어느 날 마지막으로 배에다 뜨거운 열을 가했던 결과 기적적으로 암이 사라져 건강을 회복했다는 믿기지 않은 이야기를 했다. 저렇게 우연히 암과의 전쟁에서 공명이 되면 승리의 길로 나갈 수도 있는 것이다.

물론 보편적은 아니다.

그러나 암세포는 '열에는 약하다'는 것이 과학적으로 증명된 사실이다. 이는 암세포를 이루는 분자들의 결합력이 보통의 세포들과는 낮은 에너지를 갖기 때문이다.

그나저나,

우리가 이러한 프로그램에서 한 식구가 될 줄이야. 음식의 중요성을 새삼 깨닫게 해주었다. 현대인에게 음식의 불균형에 의해 암세포가 발생하고 면역 체계에 이상이 생기는 것은 자명한 현실인 듯싶다.

저녁에도 인숙 운동해야 한다는 그 일념에 못 이겨 산책을 하였다. 월봉산을 거쳐 저쪽에 있는 주위 아파트 단지까지 가서는 다시 돌아오는 코스를 선택하고서.

6. 7 6시경 일어나다. 이제 '인숙' 상태가 좋아졌는지 비로소, **'그제와 어저께는 정말 죽고 싶을 정도로 괴로웠다'**고 토로한다.

그리고 밤에도 잠을 자지 못했다고 했다.

왜, 아니겠는가?

햇빛이 쏟아지는 월봉산을 타고선 도서관을 거쳐 거리를 거닐었다. 점심은 대형마트 앞 근처 식당에서 불고기덮밥으로 하였다.

오후 들어 내가 오히려 피곤하여 소파에서 1시간 반 정도 낮잠을 청하는 일이 벌어졌다.

6.9

잔뜩 흐린 날이다.

저녁 7시경 둘이서 산책을 나갔다. 초등학교를 지나 근처 아파트를 지나고서는 월봉산 첫 봉우리까지 갔다가 다시 왔던 길로 내려오는 코스이다. 아파트 옆 자리에 앉아 쉬었다. 시원한 바람이 감미롭게 흘렀다.

하늘엔 흐릿한 반달이 느긋이 흐르며 우리와 함께 숨을 쉰다.

베란다에 앉아 잠깐 졸릴 때면 언뜻언뜻 아직도 꿈이기를 바라는 애틋한 마음이 휘잉 지나간다.

마음은 거꾸로 갈 수 있어도, 시간은 거꾸로 돌릴 수 없는 법이다.

6.11

10시 반경 답답하여 보탑사로 가보았다. 경내를 걸으면서 야생화와 들바람에 몸을 맡겼다. 오미자차를 마시면서 잠시 무더위를 식히고 커다란 느티나무 아래에 앉아 자연과 사람이 어울리는 모습을 바라보았다. 돌아오면서는 산나물로 점심하며 희망을 안았다. 오후 들어 '인숙' 피곤한지 누워 쉰다.

6. 12 하루 종일 집에서 지냈다. '인숙'은 오전 중엔 계속 피
곤해 한다. 오늘은 다리가 불편하고 힘이 없다고 한
다. 나도 피곤하여 오후 들어 침대에서 낮잠을 청하였다. 어지럽고 안
타까운 꿈들이 꼬리를 물며 계속 흘러갔다. 그 꿈들은 유년 시절의 그
까마득한 과거로부터 시작하면서 **시간은 없노**라고 **시간은 영원**하다
고 항변한다.

6. 13 이 치료 하러 치과에 갔다. 이가 좋지 않아 어금니를
갈고 위에 덧씌운 것이 자꾸 빠지기 때문인데 이번에
도 치료한 지 다섯 달 만에 빠지고 말았다. 아! 그래, 이 치료하려고 지
난번에 왔을 때는 겨울이었지. 눈이 많이 내려 쌓인 길을 밟으며 '인숙'
이랑 걸었었는데 그땐 '게'의 출현을 몰랐었지.

과거로는 돌아갈 수 없다.

그래, 이미 밟은 길은 되돌아갈 수 없는 가버린 그리고 사라진 길이다.

저녁 7시 지나 근처를 산책하였다.

저녁해[夕陽]가 붉은 모습으로 부드럽게 맞이해주었다. 돌아오는 길에
선 휘영청 달이 우리를 반겨주었다.

해가 뜨고 지고 달이 나타나는 것이 우리가 사는 지구의 운동에 의한
것임을 이제는 우리는 안다.

그럼에도 노을진 석양, 푸르스름한 달빛 그리고 거기에 맞추어
엷게 흐르는 보드라운 구름들은 우리들의 마음을 영겁의 시간으
로 안내하면서 영원한 생명의 윤회를 느끼게 한다. 그래서 신화

적으로 **해는 생명의 찬란함**을, 달은 죽음에서 삶으로의 **재생**
(부활)을 상징하는 존재로 나타나는 것인가 보다.

산다는 것.

사랑하고, 미워하고, 그립고 안타까운 감정은 왜 생기는 것일까?

아니, 죽음에의 공포는?

의식을 가진 인간만이 가진 특권일까?

아닐 것이다.

옛 성현은 이 모든 것이 나와 너를 구분하는 데서 생겨난다고 설
파한다. 기실 나(주관)와 너(자연, 객관)는 우리가 가른 것이다. 의
식의 뇌를 가진 인간이 편을 가른 것이다.

우리도 자연의 한 일부분인 것임에도 굳이 구별을 한다. 지구 밖
에서 보면 단지 하나의 지구일 뿐이고 우주 전체를 보면 우주일
뿐이지 않은가?

어디에 생명이 있고 죽음이 있는가?

그럼에도 우리(나)는 오늘도 사랑하는 이를 공격한 '게'를 물리
치려고 발버둥치며 언뜻 세상을 원망하고 죽음에의 공포를 깊숙
이 간직하면서 숨을 쉬고 있다.

다음은 선종 3대 승찬 스님의 신심명 중 일부이다. 내가 가장 사
랑하는 구절들이다.

신심명(信心銘)

도에 이름은 어려움이 없나니 분별과 선택만을 피하면 되네,
사랑과 미움을 떠나버리면 환하고 뚜렷하게 알게 되리라.

至道無難 唯嫌揀擇
但莫憎愛 洞然明白

밖으로 얽힌 인연 쫓지를 말며 안으로는 헛것에 머물지 말라,
마음이 한결같이 평화로우면 장애는 흔적 없이 걷혀지리라.

莫逐有緣 勿住空忍
一種平懷 泯然自盡

평온을 구하여 쉬고자 하면 쉬는 일에 허덕임이 더해 가리니,
양변에 붙박혀 있지 말고 차라리 하나임을 알아라.

止動歸止 止更彌動
唯滯兩邊 寧知一種

둘은 하나로부터 존재하나, 하나 또한 지키지 말라.
그 한마음은 생겨나지 않느니 만법에 허물은 없는 법.

二由一有 一亦莫守

一心不生 萬法無咎

너는 나로 하여 존재하고 나는 너로 하여 존재하네,
양쪽의 상대성을 알려고 하건만 본래 공일 뿐이네.

境有能境 能有境能
欲知兩段 元是一空

믿음과 마음은 둘이 아니고, 둘이 아님이 곧 믿는 마음이라.
말과 글로는 형용할 길 없노니 과거도 미래도 현재도 없도다.
信心不二 不二信心
言語道斷 非去來今

일관되게 나와 너는 없다고 하고 있다. 나는 이 구절들을 모두
외우고 다닌다.

6. 14

오늘 '인숙' 머리를 잘랐다. 샤워하는데 머리칼이 계
속 빠져 결국 오늘 결심하여 머리를 깎았다고 한다.
미장원에서 머리를 자를 때 하염없이 눈물이 나오더라고 하였다. 아!
이 모든 것이 한바탕 지나가버리는 바람, 그저 단순 사건이기를 기원
해본다.

자식들에게 엄마의 병마를 알려주면서 강조한 것이 있었다.
'아빠의 소원은 이것이 훗날 아무 일도 없었다는 듯이 그냥 한 단순 사

건으로 끝나는 것이다. 그리되도록 아빠는 어떠한 어려운 일도 해낼 것이며, 그리된다면 아빠는 더 이상 바랄 것도 없다. 열심히 살자. 엄마를 위해.'

오후 늦게 백화점으로 '인숙'의 **모자**를 사러 갔다.
이전에는 관심조차 없어 보이지 않던 모자들이 눈에 화악 들어온다. 이것이 인간 본연의 흐름이다. 이 모든 것이 자기의 주관성에 갇혀 지내는 우리 인간군의 한 단상(斷想)이다.

과거로의 회상: 하얀 모자

중학교 시절이었다.
지금은 사라져버린 교정에서 여름방학 동안 고등학교 입학 준비를 위해 학교에 나가 열심히 공부하던 어느 여름날이었다. 교실 창가에 앉아 열심히 공부하고 있던 어느 순간 교문을 지나 운동장으로 들어서는 하얀 물체가 나의 눈과 마음을 사로잡는다. 그 물체는 다름 아닌 그 당시 고등학교 학생이었던 같은 마을의 누나의 모습. 하얀 교복이 햇살을 받아 더욱 하얗고 아마도 모자도 하얀색이었나 싶다. 전체가 하얀 빛으로 영롱하게 빛나며 내가 있는 곳으로 오고 있었다. 내가 다니는 중학교 교정에서 우연히 만나 빈 교실에서 같이 공부를 하곤 했는데, 늦게 오는 날이면 혹시 오늘은 아니 올까봐 조바심을 내곤 했었다. 그때 그 누나의 모습은 두고두고 나의 뇌리에서 떠나지 않아 가끔 찾아오곤 한다. 점심 때쯤이면 교실 밖 공터에서 배구를 한다든지 허름한 탁

구상에서 탁구를 했던 기억이 난다. 그리고 여름방학이 끝나살 무렵 우리는 그냥 다시 서로의 길을 갔다. 내가 중학교를 마치고 졸업을 하는 순간 존경하는 선생님이 나에게 한 카드를 건네어 주셨다. 보니, 바로 그 누나가 크리스마스 날 보낸 크리스마스카드였다. 선생님이 공부하는데 내 마음이 흔들릴까봐 고등학교 입시가 끝나고서야 돌려준 것이다.

그 카드에는 '눈 오는 날에서'라는 시와 함께 눈 나리는 배경에 한 여성이 옆모습으로 무언가 쳐다보는 그림이 그려져 있었다. 지금은 그 실물은 없고 나의 오래된 일기장 노트에 그 그림과 시가 적혀 있음을 본다. 아쉽게도 원래 그림이 주었던 그 단아한 느낌은 없다. 그리고 아직까지도 그 시가 누구의 작품인지 모른다. 지은이가 누구인지 찾아보지 않고 놔두는 것이 그 시가 나에게 주는 감흥을 잃어버리지 않는 길이라고 믿기 때문이었다. 이제는 그러한 애틋한 엽서의 주고받음도 사라지고 말았다. 모두가 전자 통신에 의한 빠름의 경제학 때문이다. 아쉽다. 그 후 고등학교 1학년 땐가 내가 잠시 고향 마을에서 시내로 통학을 하게 되었을 때 우리 마을에서 이웃 마을까지 시내버스를 타려고 같이 새벽 신작로를 걸었던 기억이 어렴풋하다. 물론 왜 그렇게 같이 가게 되었는지 이유는 모르겠다. 그러한 어린 시절의 애틋한 기억은 바쁜 일상에서는 찾아오지 않지만 가끔 잠을 잘 때 몽롱한 의식 속에서 피어오르곤 한다. 그러한 기억들은 모든 사람들이 다 가지고 있다. 그래서 아무리 나이를 먹어도 초등학교 혹은 중학교 동창 모임이 이루어지는 것이 아닌가 한다.

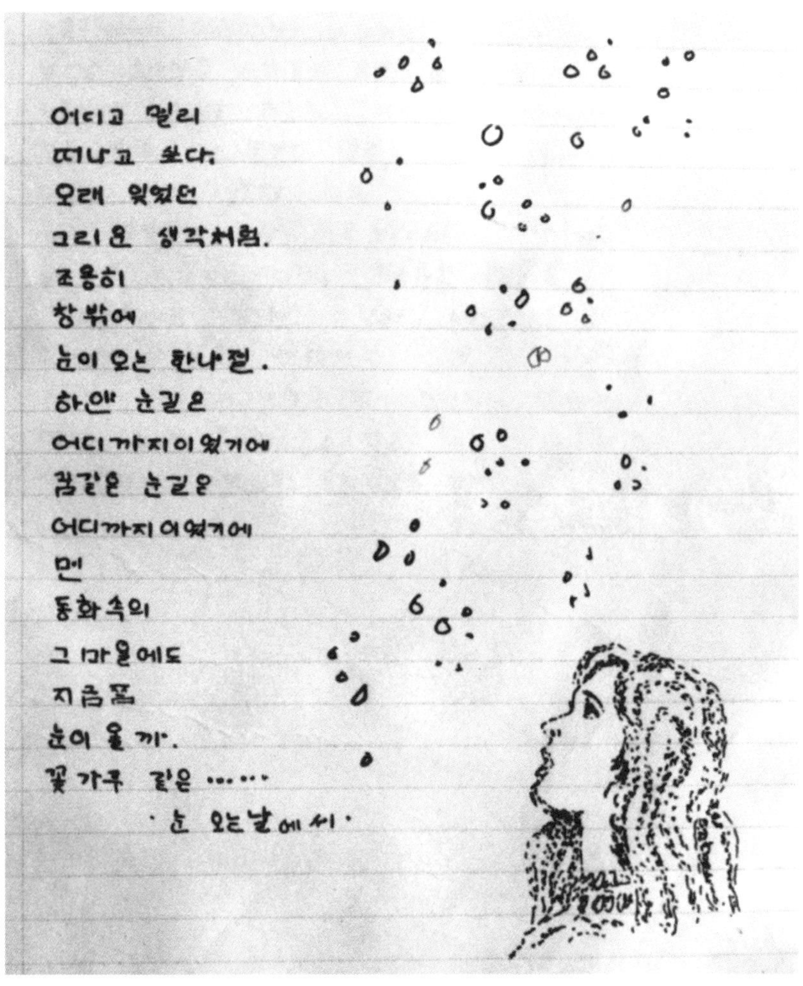

[그림 3.1] 중학교 3학년 시절에 받았던 크리스마스카드. 내가 다시 그린 그림이다.

그런데 그 애틋하고 아스라한 추억들이 고스란히 담겨 있는 초등학교 교정, 중학교 교정은 물론 고등학교 교정마저 이제는 사라지고 없다. 초등학교와 중학교는 해수욕장 근처에 있다는 단

하나의 이유만으로 다른 곳으로 옮겨지고 말았다. 그렇다면 해수욕장은 좋아졌는가. 내가 보기에는 아니다. 지금의 나의 고향 함덕해수욕장의 모습을 보면 옛날의 자연스러운 모습은 거의 사라지고 어울리지 않는 인공의 모습으로 헉헉거리고 있음을 본다. 초등학교 자리는 그저 그런 횅한 벌판으로 남아 있고 중학교 터는 거대자본이 침투하여 방대한 리조트 시설이 들어서 있다. 이러한 리조트 시설은 해수욕장을 찾아온 혹은 제주도 관광을 위해 찾아온 관광객과 마을을 휴전선마냥 갈라놓는 일등 공신이라 하겠다. 차라리 팬션 형태의 아담한 집들을 지어 마을 공동체에 분양을 하고 관광객들과 마을 사람들이 어울리는 한마당을 연출하였더라면 하고 상상해보지만 부질없다. 제주도 혹은 우리나라가 갖고 있는 관광 인프라의 현주소이다. 고등학교는 제주 시내 한복판에 자리 잡고 있었는데 언제인지 모르지만 시내 외각으로 옮겨졌음을 알게 되었다.

'암'이라는 극한의 공포를 안겨주는 병에 걸려 자기의 내면과 싸우는 사람들, 아마도 과거로의 유년 시절이 주마등처럼 흘러가는 순간들이 많으리라 짐작한다. 이러한 아름다운 기억들이 '암'을 이기는 정신적 무장으로 이어지기를 빌어본다.

6. 16 오늘은 '인숙'이의 강력한 요구에 월봉산을 올랐다. 이게 아닌데 하면서도 어찌하나. '인숙'이가 점심 약속이 있어 외출하고 난 다음 나는 수철리가 걱정되어 가보았다. 아닌 게 아니라 연일 계속되는 무더위에 땅은 바짝 말라 있었고 야생화는

물론 나무들도 힘들어하고 있었다. 오이, 토마토 등은 완전히 그로기 상태였다. 서둘러 물을 주고 나니 후딱 3시간이 흘렀다. 여유롭게 야생화들을 감상할 틈도 없다. 매실, 앵두, 복숭아 등 열매들이 탐스럽게 열려 있고 털중나리 등 제철 만난 야생화들도 제 모습 뽐내며 꽃을 피웠지만 감싸줄 시간도 마음의 여유도 없이 돌아오고 말았다.

6. 18 오늘은 막내 우주 생일이다. 고등학생이라 여유롭게 생일 파티도 해주지 못한다. 저녁이 되어서야 다 같이 모여 축하해주었다. '별'이도 서울에서 내려왔다. 케이크를 자르고 선물을 주고 난 뒤 근처 식당에서 즐겁게 저녁을 하였다. 식사 후 '인숙'과 나는 근처 산책에 나섰다. 조그만 공원에서 운동하다 앉아 쉬면서 내일을 기약하는데, 시원한 바람이 저녁공기를 타고 우리를 지나가곤 했다.

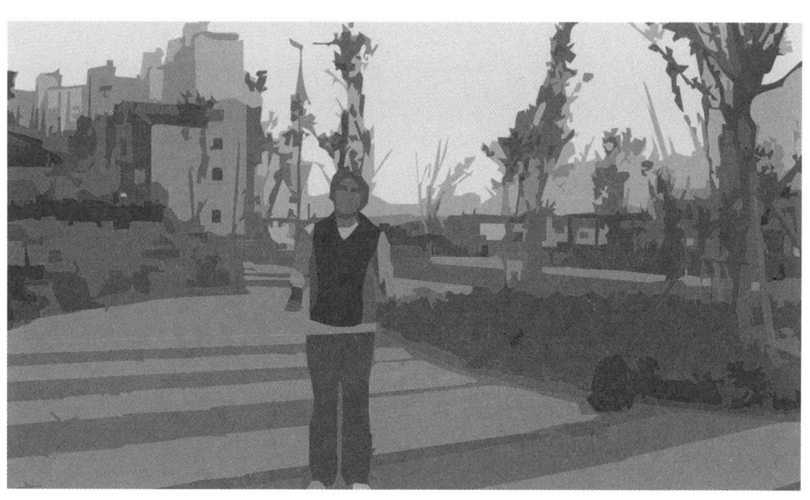

[그림 3.2] 저녁 시간에 가벼운 운동을 하는 '인숙' 모습.

오늘, 지난 3월에 투고한 디스플레이 관련 국제 논문 심사 결과가 통보
되어 왔다. 거의 무수정 통과다. 실력을 인정받아 기쁘다. 그것도 나의
주 전공이 아닌 영역에서 나름대로 입지를 구축했다고 생각하니 보람
을 느낀다. 이러한 연구 역시 우리가 사는 우주를 조금이나마 이해하
는 길목을 제공하는 영역이라 더욱 기쁘다.

6. 19 7시경에야 일어났다. 8시가 다 되어서야 식사를 하
고. 점점 힘들어간다. 식사 준비로 우리 둘 다 벅차하
기 시작한다.

어제 온 논문 심사에 대한 답변을 준비하느라 컴퓨터 앞에 앉아 작업
하기 시작하였다. 그동안 '인숙'이가 설거지를 하였다.

'인숙'의 수술이 끝난 직후부터 그토록 좋아했던 술을 끊었다.
무언가 마음의 다짐을 걸어놓아야 한다는 강박관념과 함께 모든 일
들을 도맡아 하려면 체력적으로도 버텨야 한다는 현실론이 지배를 했
기 때문이다. 설거지 같은 궂은일도 도맡아 한다는 결심을 해놓고서
내 자신 실천을 못하는구나 하는 자괴감이 휘익 지나간다.

오늘도 '인숙'은 살 뺀다고 산을 고집한다. 월봉산으로 갔다.

본격적으로 무더위가 시작되는가 보다. 습도가 높아지고 더워지면 생
체의 저항력은 떨어지는 법. 항암에 의한 면역력의 감소와 겹쳐 '인숙'
이는 더욱 힘겨운 전쟁을 치르고 있다.

6. 21 5시 45분 일어나다. 아침 공기가 시원히 흘렀다. 오랜
만에 둘이서 수철리에 가보았다. 그야말로 땡볕에 땅

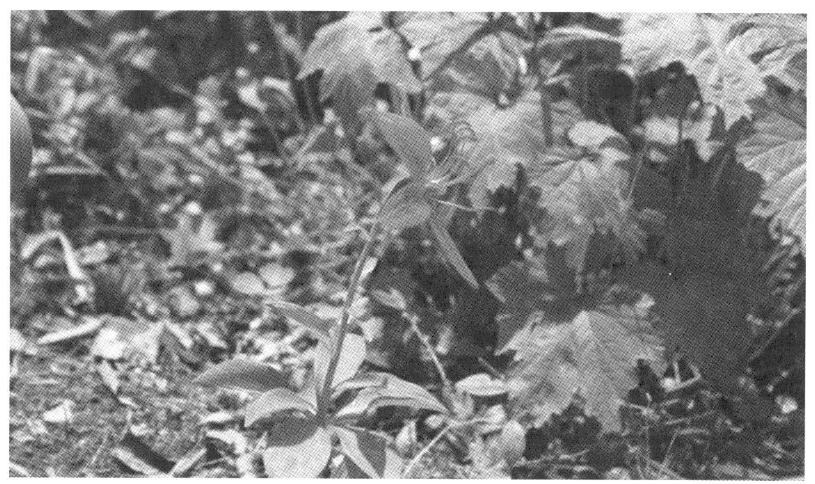

[그림 3.3] 나의 텃밭에 피어난 섬말나리 모습.

은 바싹 말라 있어 안타까움을 주는 풍광이다. '인숙'은 나무가 만든 그늘 쉼터에 앉아 쉬고 나는 물주기에 몰두하였다.

아! 내가 아끼는 섬말나리가 아름답게 피어나 있다. 영롱한 붉은색과 우아한 자태, 언제나 나의 마음을 위로하곤 한다. 자주 와보지 못해도 이렇게 자라주며 나를 반갑게 맞아준다. 그저 고마울 뿐이다.
앵두, 매실, 콩, 상추 등을 수확했다.

이제 '인숙' 머리카락은 거의 빠졌다.
슬프다.
현실이 아니기를 바라는 바보 같은 마음만 계속 감돈다. 오늘도 저녁 하고서는 월봉산을 탔다.

6.23

6시 10분경 일어나다. 별이도 아침 순비에 참여한다고 일어났다. 어제, 여름방학 동안 집에서 지내기 위해 내려왔다. 젊은 시절엔 아침잠의 유혹이 얼마나 큰지 겪어보아서 안다.

"착하구나, 아들아!"

비가 나리더니 이제 구름이 잔뜩 걸려 있다. 오늘은 은행 일보는 날이라 '인숙'이가 일을 할 수 있도록 같이 동행하였다. 나로서는 은행 일이 복잡하기만 하다. 차라리 물리문제를 푸는 것이 쉽다.

아무래도 이대로는 항암치료 동안 집에서 지내는 것이 어려울 듯하여 관련되는 병원에 알아보았다. 그러나 방이 없단다. 결국 항암치료 동안은 집에서 관리하며 지내는 수밖에 없다. 각오를 더욱 단단히 가져본다.

3. 2차 항암

6. 24 오늘은 2차 항암치료일이다. 비가 많이 나리고 있다. 시속 90~100km를 유지하며 달렸다. 양재 못 미쳐 3km 구간부터 정체되기 시작했다. 늘 그래왔지만 오늘 따라 더 디다.

06:40 집 출발.

08:15 병원 도착.

08:40 채혈.

접수 신청. 키, 몸무게, 혈압 등 측정.

아침식사: 사골우거지탕.

09:40 진료.

백혈구 수치는 정상으로 돌아왔다고 한다. 비교적 강한 항암제를 투여하고 있는데 잘 견디어내고 있단다. 오늘 항암 주사하고 계획대로 3주 후에 진료하는 길을 간다. 잘 견디어주는 '인숙'이가 고마울 뿐이다. 항암제의 부작용을 견디지 못하여 식사를 제대로 못하고 결국 백혈구 수치를 회복 못하는 환자도 꽤 되는가 보았다.

11:20 항암 주사 시작.

12:35 끝남.

'인숙' 항암 주사 맞는 동안 나는 복도 의자에 앉아 책을 읽었다. 곁에 두면서 애독하는 책 중 하나이다. 읽어 내려가다가 다음의 구절이 와닿는다.

'우리는 주변을 더 주의 깊게 인식하도록 노력해야 한다. 다시 말해 바로 다음 목표만 위해 달려갈 것이 아니라 **지금 이 순간을 더 강도 높게 살아야 한다.** 미래는 우리를 죽음에 더 가까워지게 할 뿐이다.'[4].

6.25

7시경 일어나다. 별이와 함께. 훨씬 수월하다. 아이고 '인숙'은 괜찮은지 또 산에 가잔다. 근처 아파트를 거쳐 월봉산 첫 봉우리까지 가서 돌아오는 그 코스이다.

오후부터 본격적으로 비가 나리기 시작하였다. 태풍 메아리(5호)가 서해안을 통과한다는 방송이 나온다.

어머님이 걱정되어 전화를 드렸다. 몇 년 전 제주도에 큰비가 왔을 때 고향집이 물에 잠겨 어머님이 큰 고생을 한 경우가 있어서이다. 어머님은 팔십이 넘기 시작하자 기억력의 감퇴가 급속히 진행되었다. 요즘엔 전화를 걸면 했던 말씀을 자주 하신다. 슬프다. 결국 나라는 존재의식도 나의 뇌가 불현듯 오작동한다면 사라지고 말 것이다. 그 '나'라는 의식을 갖고 있을 때 열심히 살 일이다. 할머님이 1984년 돌아가시고 난 후 지금까지 어머님은 혼자 사신다. 무려 28년째이다. 그 외로움을 견디며 지금까지 살아오신 것에 그저 경의를 표할 뿐이다. 조그만 감귤 과수원 하면서 나를 뒷바라지하고 조금 돈이 생기면 어김없이 손

자들을 위해 돈을 부치신다. 우리가 보내드리는 생활비도 쓰지 않고
모아두신다.

은퇴하고 나면 그 고향집에서 지내고 싶은데 과연 그것이 될까? '인숙'
씨 말 좀 해봐요.

저녁엔 소위 누리 멤버들의 모임이 있어 참석을 하였다. 누리는
NURI의 약자로 지방대학혁신강화사업이라는 의미를 갖는 영어
의 약자이다. 노무현 대통령의 참여정부 시절 수도권의 공용화
를 막고 지방발전을 도모하기 위한 사업의 하나로 지방대학을
제대로 육성하여 인재들이 지방에 모이도록 하자는 아주 좋은
정부 사업이었다. 여기서 잠깐 앞에서 소개한 공룡 서울게의 모
습을 다시 보아주기 바란다. 이 정부 사업을 충청도에서는 우리
학교를 비롯한 몇몇 대학이 컨소시엄을 이루어 5년간 진행을 한
바가 있다. 이때 지은이가 속한 디스플레이공학부가 중심 학과
였는데 어쩌다 지은이가 이 사업의 단장을 맡아 3년간 이끈 바가
있다. 워낙 큰 사업이라 행정, 재무, 기획 등의 전문 인력을 채용
하여 운영했었는데 그때 서로 고생하면서 보람을 나눈 그 기억
이 좋아, 비록 사업은 끝나고 서로 흩어져 있지만 이렇게 가끔 모
여 서로 안부를 묻는 시간을 갖는 것이다.
오랜만에 보는 얼굴들이 반가웠다. 분위기에 못 이겨 소주 몇 잔
마셨다.

6. 26

비바람이 세다. '인숙'은 몸 상태가 그리 나쁘지 않은지 무난히 아침식사를 하였다. 그래도 얼마나 힘들겠나 생각하니 또 가슴이 아프다. 아무래도 점심은 보통 음식으로는 힘들 것 같아 죽을 사러 나갔다. 그러나 죽을 하는 음식점이 일요일이어서 문을 닫았다. 할 수 없이 과일과 생수 등만 사갖고 오는 신세가 되어버렸다. 결국 점심으로 마땅한 게 없어 아침에 해두었던 것을 다시 내놓았다. '인숙'은 밥 먹기가 싫다고 하며 밖에 나가 칼국수를 사먹거나 아니면 집에서 메밀국수를 해먹자고 했다. 나는 대뜸 "한번 갔던 식당 다시 가기 싫어하지 않느냐, 그리고 메밀국수를 하려면 당신 손이 많이 가지 않느냐"고 하는 짜증스러운 반응을 발산하고 말았다. 다시 **마음 아픈 길로** 가버린 것이다. 결국 둘이서 묵묵히 점심을 하는 우스운 꼴이 되어버렸다.

막내가 공부하고 돌아왔다. 안 되겠다 싶어 조용히 막내 방에서 '우주'가 엄마에게 할 일을 일러주었다. 현재 '우주'가 할 일은
"최대한 엄마를 편안한 마음을 갖도록 해드리는 것이다. 수술하고 치료한다고 끝나는 병이 아니다"
라고.
애도 눈물을 흘리고 나도 눈물을 흘렸다.
베란다에서 최진희의 구성진 노래를 들으며 시름을 달랬다.
저녁은 심기일전, 다 같이 밖으로 나가 외식을 하였다. 오늘도 저녁 산책 코스를 따라 둘이서 산책을 하며 서로를 위로하였다.

6. 27 비바람이 세차다. 6시경 일어나 아침 준비를 하다. 간밤 많은 꿈을 꾸었다. 기억이 희미하지만 동창회비 60만 원을 내야 하는 상황에 상당한 심적 불안을 안으며 무언가 갈팡질팡하는 꿈이었다. 모두가 불안감에서 오는 뇌의 솔직한 작동의 결과이다. 오늘은 막내 '우주'도 제대로 아침을 하고 갔다. 안심이다. 오전에는 '별'이를 위한 '수리물리학' 특강. 공대를 다니면서도 공학에는 관심 없어하고 오직 물리공부에만 매달린다. 좋은 건지 모르겠다. 여하튼 할 수 있는 데까지 해보기로 하고 현대물리학, 수리물리학 그리고 기초 양자역학은 내가 가르쳐주기로 마음먹어 진행 중이다.

오늘은 학교에서 동료 교수들과 점심하였다. 학교의 발전은 그 중심에 있는 교수들이 어떻게 하느냐에 따라 결정된다.

왜냐하면

교육이든 연구든 누가 대신해줄 수 없는 영역이기 때문이다.

이 점이 대단히 중요하다.

따라서 학교를 운영하는 분들은 우선적으로 교수들에 대한 대우를 객관적 사실에 입각하여 좋은 처우를 해주어야 한다. 그럼에도 불구하고 사립대학교들이 최근에 들어온 교수들에 대하여 소위 연봉제라는 제도를 앞세워 1년마다 연봉 협상을 하고 있는 것은 참으로 안타까운 일이다. 오늘 만난 젊은 교수들도 이 범주에 속하여 어려움에 처해 있다. 스트레스가 이만저만이 아니다. 나의 처지에서 도와드리지도 못하고 그 교수들에게 그저 송구스러울 뿐이다. 반문해보자. 인간에게 있어 가장 중요한 근본이 흔들리는데 그 사람이 속한 조직에서 그 조직을 위하여 힘껏 일을 수행하겠는가고 말이다.

6. 28 몹시 습기가 짙은 날이다. 후텁지근하다. 5시 반경 일어났다. '별'이는 일어나 나오더니만 소파에서 잠깐 있더니 다시 잠에 빠지고 만다. 역시 젊음의 활기가 보인다. 이제 식사 준비하고 설거지하는 일에 익숙해지는 것 같다. '인숙'의 오늘 상태는 어제에 비해 양호하다.

12시경 점심하러 외출. 별도 함께. 월남 식당에 가서 월남쌈으로 하였다. 별이 안경 새로 구입하고 죽을 사가지고 왔다.

저녁식사 후 월봉산을 올랐다. 정상 정자 부근에 다다르니 비가 나리기 시작하였다.

6. 30 5시 반 일어나다. 10시 조금 지나 '별'이를 데리고 마트에 쇼핑하러 가서는 생선, 소고기, 돼지고기, 김, 조개, 과일, 우유 등을 사왔다.

점심하고 나서는 '별'이 수리물리 특강. 그동안 '인숙' 혼자서 산책하고 왔다. 안쓰럽다. 이제는 혓바닥이 헐어 식사하기도 힘들어한다. 오늘은 저녁 산책은 하지 않고 그냥 쉬었다.

7. 1(음 6. 1) 5시 50분경 일어나다.

오늘 '인숙'이가 울음을 터뜨렸다. 내가 아침 학교에 가 있는 사이 침대에서 쉬는 동안 자기 앞일에 대한 불안, 공포를 느껴서일 것이다. 얼마나 그 공포가 깊고 무서울까?

12시경 돌아왔는데 잠깐 식탁에 앉아 있는 사이 다시 울음을 터뜨렸다.

나도 울었다.

오늘은 나의 생일이다.

이 기막힌 현실에서 벗어날 수 없는 현실이 나를 짓누른다.

생각지 말자고 생각지 말자고 서로 다짐을 해본다.

점심은 모두 같이 나가, 근처 칼국수집에서 조개칼국수와 굴전으로 하였다. '인숙'이가 즐겁게 식사하여 다행이다. 뭐 하고 하여 둘이서 드라이브에 나섰다. 멀리 가지는 못하고 태조산 근처에 있는 찻집에 들렀다. 운치 있는 전통 흙집이 마음을 포근하게 했다. 창가에서 들어오는 마당의 풋풋한 모습을 보며 냉커피로 마음을 달랬다. 서로에 대해 많은 이야기를 나누었다. 점점 삶의 본질에 접근하며 가까워지는 '우리'다.

저녁식사 후 산책을 하러 나갔다. 후텁지근한 공기가 온 대기를 휘감아 돌고 있었다. 모기들이 많아 앉아 쉬지도 못하고 결국 한 바퀴 돌고서는 돌아오고 말았다.

7.3 일어나야지 일어나야지 하면서 일어난 것이 7시 40분. 밖엔 하염없는 빗줄기와 빗소리가 흐르고 있었다. 새벽에는 어제에 이어 많은 꿈을 꾸었다.

고통, 사랑, 분노가 파노라마처럼 이어지며 교차되는 그런 꿈이었다.

오전 '인숙'과 함께 백화점에 갔다. '인숙' 외출용 윗옷을 샀다. 옷 하나 사는데도 어렵다. 5층 식당에서 고등어구이 보리밥으로 점심하였다.

인숙에게는 아주 좋은 메뉴이다.

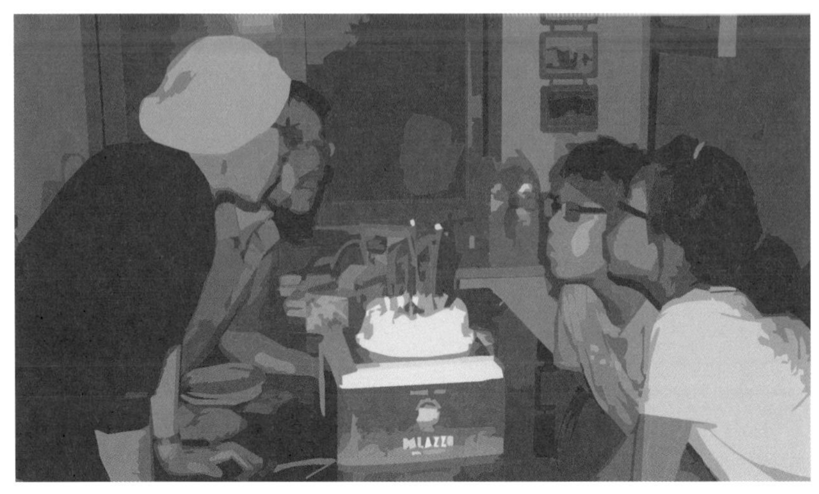

[그림 3.4] 나와 둘째 딸 생일 축하 모습.

나와 은하의 합동 생일 파티를 위해 케이크를 사왔다.

보라, 저 행복과 희망을 향한 힘찬 입 모습들을.

우리들의 폭풍과 같은 입바람이 저 '게412'를 단번에 날려버린다.

오늘 편의점에서 산 신문을 읽다가 우연히 다음과 같은 좋은 구절을 만났다.

"슬픔과 고통에 의해서만 인간은 구원받고 위로받는다.
기쁨보다 슬픔으로 맺어지는 관계가 훨씬 강하다.
타인에 대한 한없는 배려가 존재하기 때문이다." [5].

그런데 여기서 한 가지 고백해둘 것이 있다. 나는 신문을 구독하지 않는다. 몇 년 전 끊었다. 그 이유는 무차별적인 신문광고란 때문이다. 전면광고 지면이 거의 40%를 넘고 그것도 모자라 곳곳에 보기에도 흉한 광고들이 진을 쳤기 때문이다. 신문지면의 쪽수만 늘어났지 독자들을 위한 너그럽고 편안한 편집에는 안중에 없다. 광고 내용들은 하나같이 부동산(대한민국 전체가 부동산 사업자의 손으로 넘어간 듯한 인상을 주는) 광고, 보기에도 역겨운 치과병원 광고의 그림과 문구, 성형수술 광고, 무슨 병원의 척추 수술 광고는 물론, 요상하게 얽어놓은 광고란 등이 나로 하여금 극도로 피곤하게 만들곤 하였다. 기사를 읽기 위해서는 독자인 너는 반드시 광고를 읽어야 한다는 압박을 가하는 것이다. 돈을 주고 사보는 신문인데 마치 공짜로 신문을 배달해준다는 식이다. 신문의 이러한 횡포 역시 **선량한 독자를 괴롭히는 '암'적 존재**임에 틀림없다. 왜냐하면 극도의 스트레스를 가하기 때문이다. 그래서 신문을 끊은 것이다. 어찌 암적 존재와 함께 갈 수 있겠는가?

스트레스와 암 발병과의 관계에 대한 것은 부록을 보기 바란다.

7.4 피곤하였는가, 그냥 베란다에 있는 소파형 의자에서 9시경 선잠에 들고 말았다. 언뜻언뜻 밀려드는 불안감이 공포감으로 변할 땐 뇌 작동이 부서지는 듯하다.

덥고 습한 날이다. '별'이도 함께하여 점심하러 갔다. 생태찌개로 기분 좋게, 그리고 맛있게 하였다.

'별'에게,

"지금 이 순간들이 너의 인생에서 가장 아름답고 기억에 남는 순간들일 것이다. 기억하라. 그리고 일기를 쓰거라."

말은 해주었지만 어느 정도 느끼고 본인에게 와 닿는지 가늠할 수가 없다.

저녁, 둘이서 산책하다.

7. 9

5시 50분경 일어나다. '놀토'임에도 7시경 식사하려고 준비를 하였다. 비는 계속 나린다. 10시 반경 모두 백화점으로 나들이를 나갔다. 2시경 집으로 돌아왔다.

오늘 서점에서 오랜만에 책다운 책을 샀다. 그것도 운명처럼.

"암: 만병의 황제의 역사(The Emperor of All Maladies: A Biography of Cancer)." [1].

무거운 '책'임을 금방 알아차렸다. 무언가 공명(共鳴)한다는 느낌이 진하게 뇌리를 스치면서 이 '암', 아니 '게'의 정체를 우선 알아내는데 이 책이 상당한 역할을 할 것으로 피부에 와 닿았다.

나의 정원인 베란다에 앉아 읽어 내려갔다. 첫 장을 펼치자마자 공포와 의지로 뭉쳐진 전쟁의 역사가 들어온다. 읽을수록 무거워진다. 절망과 희망이 뒤범벅이 되면서.

7. 10

오늘도 비 투성이다. 점심시간 이후로 더욱 거칠어졌다. 답답타.

구상 중인 논문의 영문 수정을 해보면서 마음을 잡아보지만, '인숙'을 생각하고 쳐다볼 때면 가슴이 메어지기만 한다.

둘이서 점심하러 나갔다. 근처 식당에서 들깨수제비로 하고선, 휑하니 병천까지 갔다. 비오는 도로를 가르면서. 애들을 위해 순대와 순대국을 샀다. 그리고 근처에 있는 유관순 사당에.

"그래, 애들 어렸을 적 참 많이도 와본 곳이었는데 이젠 더욱 넓게 확장시켜 그저 쓸쓸함만이 더욱 깊게 파이고 그저 빗물이 고일뿐이구나." 독백 아닌 독백이 빗물을 타고 흘러갔다.

비가 나린다.

베란다에 앉아 이 기막힌 현실을 눈물로 닦아낸다.

닦아도 닦아도 사라지지 않는 현실이 빗물에 섞이어 무겁게 흐른다.

마음 달랠 길 없다.

이 마음[心]은 어디에서 나오는가?

우리 애들은 어릴 적 소꿉장난하던 시골이 없어 나중 나이 먹으면 어디로 가고 싶어할까? 청년 시절 책을 싼 종이에 혹은 노트에 적곤 하던 시가 하나 있다. 제목은 '生家.' 작가는 모른다. 찾아보지 않는다. 작가에게 미안할 따름이다.

뒤 울안 보루쇠 열매가 붉어 오면

앞산에서 뻐꾸기 울었다.

해마다 다른 까치가 와 집을 짓는다던

앞마당 아라사버들은 키가 커서 늘 쳐다봤다.

아랫말과 웃농리가 넓어 뵈던 촌에선
端午(단오)의 명절이 한껏 즐겁고,

모닥불에 강냉이를 튀겨먹던 아이들
곧잘 하늘의 별 세기를 내기했다.
강가에서 갯(川)비린내가
유난히 풍겨오는 저녁엔 비가 온다던
센네 할아버지의 천기예보는 틀린 적이 없었다.

도적이 들고난 새벽녘처럼 섬뜩한 밤,
개짖는 소리가 덜 좋아
이불 속으로 들어가 묻히는 밤이 있었다.

언제 읽어도 뭉클함을 선사하는 시다. 이 글을 읽는 독자는 이 시의 작가를 찾아보기 바란다.

7. 12

5시 30분 일어나다. 이제 설거지까지 끝내고서는 베란다에 앉아 느긋하게 진한 커피를 마신다. 좋구나. 빗소리와 차소리가 뒤범벅이 되며 창가를 때린다. 이렇게 베란다 의자에 앉아 응접실 쪽을 보니 빨래를 정리하는 빵모자 쓴 '인숙' 모습이 들어온다. 아름답다. 진한 커피가 감미롭게 온몸을 흐른다.

이 진한 커피가 저 '게412'를 한번에 녹여버릴 수는 없을까?

4. 3차 항암

7.14 5시 50분경 일어나다. 3차 항암치료일이다. 오늘도 비가 짙게 깔려 흐르고 있다.

06:20 출발.

07:50 병원 도착.

08:00 채혈.

10:20 진료 진단. 백혈구 수치 정상.

11:15 항암 주사 시작.

12:50 항암치료 마침.

항암치료를 받기 위해서는 1시간여 기다리는 경우가 흔하다. 수술을 받기 위해 입원했던 병동으로 갔다. 그곳에 가면 휴게실이 있기 때문이다. 아니, 그보다 그때의 일들이 아련히 떠오르면서 무언가 뭉클함을 주는 장소 때문이리라. 마침 사람들이 없어 조용히 둘만의 시간을 가질 수 있었다. '인숙' 수술할 때 그 비바람에 흔들렸던 나무들, 이제 푸르름의 광택을 물씬 뿜어내며 여름의 열기를 받아들이고 있다.

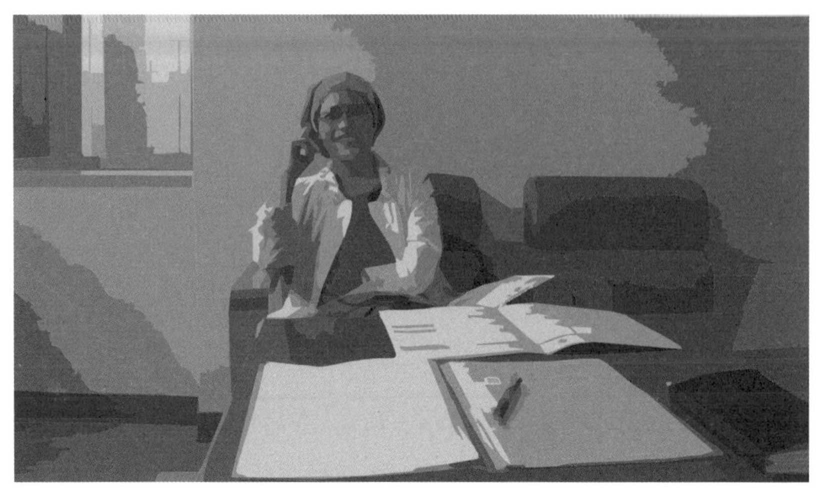

[그림 3.5] 휴게실에 앉아 활짝 웃는 '인숙.' 병원의 각종 서류와 나의 두 툼한 일기장과 볼펜도 자리를 같이했다.

다시 그 공포의 빨간약(DOXO)이 '인숙'의 체내에 들어갔다. 화학 작용에 의해 암 유발에 관련된 세포를 공격하는 약일 것이다. 그러나 그것만 골라 공격할 수는 없는 법이다. 비슷하다는 단백질 분자 역시 공격을 하여 파괴시킬 것이고 그것 때문에 온갖 불협화음이 발생하는 것이리라. 머리카락이 빠지는 것도 그중 하나일 터.

단백질 분자들의 생체에서의 반응과 온갖 화학반응은 생명의 경이로움을 자아내는 일등 공신이다. '인숙' 항암치료를 하는 동안 줄곧 나는 양자생물학에 관련된 책을 읽으며 핵산, 아미노산 등에 관한 지식을 얻곤 한다. 특히 양자역학에 기반을 둔 분자들의 에너지 준위와 그와 연관된 전자들의 분포 등에 대한 내용은 나로서는 쉽게 이해가 되는 영역이다. 물리학을 공부하고 더욱이 요즘 들어 분자들에 대한 에너지 구조와 분자 간 에너지 전달 메커니즘을 연구하게 된 것은 결코 우연이 아니라는 생각을 들게 한다.

비록 유기발광디스플레이소자에서의 발광 메카니즘의 연구로 시작은 하였지만 유기성 분자에 대한 근본 구조 연구에 더욱 매력이 끌리는 것은 순수 학문을 지향하는 나의 본질이기도 하다.

무생물에 기반을 둔 디스플레이소자 연구와 생체 내의 단백질 분자의 구조 연구와 연관되리라고 상상이나 하였던가? 더욱이 발광성 유기분자를 활용하면 단백질 내 특이한 분자와의 상호작용, 즉 에너지 전달에 따른 발광 메카니즘에 의해 센서로도 활용이 되고 있다. 다시 말해 병의 조기 진단에 쓰인다는 뜻이다.

어찌 보면 암세포들의 증가는 단백질 분자 사이에서의 에너지 공명 전이와 관련이 되지 않나 싶다. 특히 주변 분자들 간의 파이 전자들의 분포가 그러한 에너지 전달에 결정적 역할을 하고 있을는지 모른다. 사실 유기성 분자를 이루는 데 핵심을 이루는 탄소는 네 개의 팔이 뻗어 있고 이곳에 다양한 원자 및 전자들이 분포하면서 거대한 분자를 이루게 된다. 특히 6각형 고리 모양을 가진 벤젠 분자가 유명한데 이 벤젠 분자 역시 다양한 결합을 하면서 생체 분자들을 만들어낸다. 그 유명한 핵산 단백질에도 이러한 고리형 분자들이 주를 이룬다. 그러면서도 무슨무슨 결합—공유 결합, 이온 결합, 수소 결합, 반데르발스 결합 등—에 의해 원자에서 거대분자를 이루는 것이라고 하지만 생명체에서 유전자 코드에 따른 생명체의 진화는 그저 경이로울 뿐이다.

"어디까지가 생명이냐?"라고 하는 구분은 사실상 무의미하다. 다만 의식을 가진 우리 인간이 굳이 구분하며 따지기 때문이 아닌가?

'암'의 전쟁에서 최종적인 승리를 거두기 위해서는 결국 단백질 분자 수준에서의 에너지 전달 메커니즘—특히 공명 현상—과 이에 관련하는 전자들의 운동 경로—전문적인 용어로는 파동함수라고 함—가 밝혀져야 할 것이다. 왜냐하면 모든 분자들은 전자들의 분포에 따라 파괴되기도 하고 뭉쳐나기도 하기 때문이다. 암세포 치료에 쓰이는 방사선치료 역시 방사선이 갖고 있는 에너지가 암세포 덩어리를 만들어내는 전자들을 떼어내는 역할을 하기 때문이다. 어렵고 길고 험한 학문의 길이다.

오늘은 치료가 끝나 점심을 하고 난 후 암환자 가족을 위한 대화의 장에 참가하여 보았다. 유방암 경험을 갖고 있는 두 명의 자원봉사자가 우리와 같은 현재 진행형인 환자 및 그 가족들을 위해 경험담을 나누며 아픔을 공유하는 프로그램의 일종이다. 그중 한 사람의 말이 심금을 울렸다.

"착한 사람, 자기의 심경을 밖으로 표출하지 못하고 화병에 드는 사람이 결국 이러한 암에 잘 걸립니다."

아, 그래. 자식은 물론 남편에 대한 스트레스가 '게'를 불러들이는 것이다. 극복을 하기 위해서는 생활습관(패턴)을 바꾸어야 한다는 요지이다. 더욱이 'A'형이 많은 것 같다는 말에는 공감이 갔다. 이른바 마음의 '공명'을 일으킨 것이다.

옛날에는 의식을 못했는데 그 스트레스라는 것이 결국 직접적으로 우리들의 몸을 파괴한다는 사실을 새삼 깨닫는다. 외부적인 충격에 의해서만 우리 몸이 파괴되는 줄 착각하는 것이다. 스트레스가 무엇인가? 뇌의 반사작용 아닌가? 그 뇌의 작용, 엄밀히 말하면 뇌의 명령에 의해 몸의 생체 조직이 작동된다는 사실을 감안하면 충분히 이해가 될 것이다. 그러나 이러한 뇌의 작동은 인류가 탄생하여 진화되어가는 과정에서 생겨난 진화의 산물이 아니던가? 아마도 외부 침입에 대한 반사적인 방어작용일 듯싶기도 하다. '꿈'도 외부 침입에 대비하기 위한 진화의 결과라고 하지 않는가? 스트레스에 의한 '암'의 발생 확률은 실험에 의해서도 증명이 되는 사실이다.

30여 년 전이나 지금이나 변하지 않고 방영되는 것이 일일연속극이다. 여기서 변하지 않는다는 것은 그 존재 자체를 이야기하는 것이 아니라 그 내용을 말한다. 비상식적인 삼각관계를 필두로, 웃는 내용은 없고 사회적으로 보았을 때 비정상적인 사람들과의 관계만을 설정하여 사이코적인 말들만 쏟아내는 그 유형의 드라마 말이다. 보지 않고 옆방에서 음만 듣다보면 그야말로 앙칼진 소리와 함께, 묻어나는 것은 듣기에도 거북한 비이성적인 대화뿐이다. 그러한 드라마를 봄으로써 어떠한 정신적 위안을 얻을 수 있을까? 여러 번 이야기를 해도 안 된다. 그대 '인숙'

의 운명이고 나의 숙명이려니 하면서도 이 역시 나를 스트레스로 몰아간다. 어찌할 거나.

7. 15 설치는 잠에서 빠져나온 것이 6시경. 그냥 우울했다. '인숙'은 체력이 더욱 약해지는 듯하다. 내가 원하는 방향으로 나가지 않는다는 것으로 그래서 이렇게 침울해지는가 보다. 아침식사는 낮은 분위기에서 간단히 끝내고 말았다. 9시 반경 둘이서 산책에 나섰다.

비는 오지 않지만 오늘도 장마의 영향으로 습한 공기가 온 대기를 적시고 있다. 뭐가 잘못되었는지 배가 아파왔다. 설사를 하였다. 그냥 받아들이면 될 것을 거창하게 스트레스니 뭐니하며 나의 중심으로 세상을 살려니 배탈이 날 수밖에 없다.

저녁 9시경 베란다에 앉아 그 **'만병의 황제'**[1]를 읽기 시작했다. 이 책과의 대면은 반드시 베란다에서 한다. 베란다는 '인숙'이가 보지 않는 영역이기 때문이다.

이곳에 등장하는 유방암 환자 왈,

> **"외과 의사는 환자를 다시 보는 일은 거의 없었어요. 나는 그들이 수술만 받고 실패한 환자들이 얼마나 많은지 듣고 싶지 않았기 때문이라고 생각해요. 그것은 특권의 문제였어요!"**

7.16 6시 10분경 일어나다. 기분 나쁜 꿈을 지속적으로 꾸었다. 특히 장례식장에서 내가 상복을 입고, 무척 어지럽고 두려운 꿈이라는 느낌이 스며들었다. 그러면서도 꿈은 역이라고 했음에 오히려 위안을 얻는다.

언뜻언뜻 햇빛이 드러나는 오전이다. '인숙'은 괜찮아졌는지 산책하자고 한다. 월봉산을 오르는데 도중 비가 나렸다. 콩국수를 먹고 싶다고 하여 수철리 근처 전문 식당으로 갔다.

그러고선 수철리에 들렀다.

아이고, 돌보아주지 않았더니 이제 잡초만 제 세상 만난 듯 무성히 자라 흙이 보이지를 않는다. 갑자기 비가 나려 둘러보지도 못하고 그냥 돌아서야 했다. 광덕사를 들렀으나 그냥 지나쳐 집으로 왔다. 저녁식사 후 다시 집 근처 산책에 나서 밤공기와 마주했다.

7.17 7시 10분경 일어나다. 국거리도 없고 반찬도 거의 바닥이 났다. 쇼핑을 해야 한다. '인숙'에게 미안하다. '인숙'은 식사하는 데 무척 힘들어한다. 밥을 죽처럼 만들어 먹곤 한다. 가슴이 아프다. 밖에서 점심을 어렵게 한 후 근처 공원 벤치에서 앉아 쉬었다. 계속 힘들어하는 모습을 보는 것이 괴롭기만 하다. 집에 와서는 '인숙' 자리에 눕고 만다.

4시쯤 근처 마트에 나가 쇼핑하였다. 소고기, 돼지고기, 과일, 우유, 생수 등을 사왔다. 소고기는 엄마를 위해 사왔는데, 애들이.

잠깐 짬이 나서 논문 영어 교정에 몰두했다. 이 잘난 영어 때문에 이중 고생이다. 논문의 내용을 가다듬는 것도 어려운데 우리말도 아닌 영어로 쓰려니 성발 숙을 맛이다. 영어 문장이 서툰 것이야 어쩔 수 없다 치더라도 그것 때문에 논문의 가치가 떨어진다는 평가를 받는다는 것은 거의 횡포에 가깝기도 하다. 그럼에도 우리나라를 비롯하여 이웃 일본 등에서는 서구에서 출판되는 소위 인기 유명 전문 저널에 출판된 논문을 기준으로 학자의 업적을 평가한다. 왜?

나는 비록 영어를 잘 못하지만—해외 유학 경험이 없기 때문이다—이해는 할 줄 알며 일본어를 구사할 줄 알고 한자를 해석할 줄 안다. 그러나 영미권에 거주하는 사람들이 아는 언어라고는 자기들의 모국어인 영어 하나밖에 없는 경우가 대부분이다. 그럼에도 불구하고 영어 하나 놓고 상황에 따라 그 사람의 능력과는 상관없이 저평가를 받는 경우가 많다. 더욱 우려스러운 일은 소위 미국 유학을 다녀와 자기 능력과는 상관없이 고평가를 받는 교수들이 우리나라 학문 영역을 거의 지배하는 국내의 현실이다. 지은이가 한글로 된 논문은 물론 전문서적을 한글로 출판하고 그것으로 제대로 된 평가를 받는다면 참 잘나갈 수 있을 터인데. 하여 현재의 수필 형식의 일반인을 위한 집필에 더욱 정진 매진하기로 마음먹을 때가 한두 번이 아니다. 논문을 쓰고 출판을 하는 과정에서 주관성이 가미된 기분 나쁜 평가를 받느니 많은 사람으로부터 공명을 얻고 사랑을 받는 책을 쓰는 것이 사회를 위한 교수의 참된 업적이 아니겠는가? 나 혼자만의 이러한 독백을 통하여 위로를 받는다.

약한 자의 넋두리다.

7.18

오랜만에 맑은 날이 펼쳐졌다. 오늘은 괜찮다 싶은지 아침식사 후 산책 가잔다. 정상 공터 벤치까지 갔다 왔다. 점심은 근처 식당에서 냉면으로 하였다. 입맛을 돋우는 역할을 한다지만 항암치료 과정에서는 도움이 안 되는 음식에 속한다. 이러한 선택의 습관이 걱정이 된다. 아침, 정성들여 구운 돼지고기는 먹지도 않고. 항암치료 중 단백질 수치가 급속히 저하되기 때문에 이를 만회하기 위해서는 육류의 섭취가 필수적이다. 만약 단백질 수치가 정상으로 돌아오지 않으면 항암치료는 불가능하게 되고 결국 차질을 빚게 된다. 하지만 '인숙'이의 선택은 나로서도 어찌할 수 없는 노릇이다.

저녁, **'암황제'**를 다시 읽어 내려갔다. 많은 것을 느끼게 한다. 공포, 자연의 속성, 분자들의 행진에 따른 병의 속성 등, 원문 자체가 뛰어난 점이 크지만 번역 자체를 아주 잘해 문장들이 살아 있다. 나는 이 출판사의 책들을 즐겨 사 읽는 편이다. '신의 가면', '괴델, 에셔, 바흐' 등등. 번역이 일품이다.

7.19

5시 40분경 일어나다. 오늘도 어제와 같은 일이 반복되겠지 하며. 정말로 어제처럼 그 산에 올라 그 벤치에서 20여 분 쉬었다. 그러고서는 근처 아파트 쪽으로 내려와 반찬가게에 들러 반찬을 사고. 12시경 별과 은하도 데리고 점심하러 갔다. 소고기 주물럭과 갈비탕. 오후에는 '별'이를 위한 수리물리 강의를 하였다. 저녁식사 후 다시 '암황제'를 읽었다.
"전쟁을 치르는 의사도 그 암한테 정복당하고." [1].

7.22

오늘은 잔뜩 흐렸다. 5시 40분에 일어나 아침준비를 하였다. 우주는 으레 그랬듯이 밥은 안 먹고, 40여 분 동안을 그냥 치장하는 데 보낸다. 미련을 버리라고 '인숙'에게 얘기해 보지만, 안타까울 뿐이다. 어느 젊은 동료 교수 왈, 자기 큰딸 중학생이 되더니 도대체 아침에 일어나면 치장하는 데만 40~50분 걸린다고 하며 이해를 못하겠다고 하소연하던 모습이 선히 떠오른다. 나는 "그것이 현실이다. 받아들여라"고 하였지만 씁쓸한 건 어찌할 수 없다.

오늘 드디어 '암황제' 책을 완독하였다.
이 책을 읽으며 한편으론 두려움에, 다른 한편으로는 희망에 젖으며 책을 덮곤 했다. '암'이 우리와 함께하는 단백질 분자의 일그러진-인간을 중심으로-얼굴이 근본이라면 일그러짐에 대한 원인과 그 일그러짐의 존재에 대해 직시하고 결단코 마음을 다스려야 한다. 수동적이면서도 능동적으로 나아가는 것이 마음의 다스림인 것 같다. 의식을 가진 마음의 작동이 스트레스가 되고 뇌의 뉴런 활동 영역으로 전달되어 단백질 분자들을 일그러지게 하는 것이 곧 만병의 근원이 아닌가 한다. 따라서 마음을 다스려야 한다.

'아내'여! 그 답답하고 신경질적이며 비윤리적인 젊은 남녀의 천박한 질투로 얼룩진 사랑 이야기에 함몰하여 가끔 눈물까지 흘리는 그대 마음의 뇌가 과연 즐겁게 신경전달이 되고 있을까? '인숙'은 저녁 시간이 되면 습관적으로 일일연속극을 본다. 그 내용이 건전하고 유쾌하고 시사적인 내용이라면 모를까, 하나같이 불건전한 내용이다. 부자 집안에서 일어나는 온갖 잡스러운 얘기들. 내가 어렸을 적에 나왔던 내용들

하고 달라진 것이라곤 없다. 휴대전화를 사용하는 것 외에는. 그럼에도 우리나라 사람들은 이러한 뻔하고 비도덕적인 연속극에 빠져들어 헤어나오지를 못한다. 안타깝다.

나중에 '인숙'은 말했다.

연속극에 함몰하는 것은 조금이라도 두려움에서 벗어나고 싶은 욕망 때문이라고.

조그만 여유가 생겨도 마음은 공포로 둘러싸였기 때문이다.

7.23 오늘도 잔뜩 흐렸구나. 5시 40분 일어나다. 토요일이라 애들이 집에서 TV만 본다고 '인숙' 나가자다. 수철리로 갔다. 동자꽃이 우리를 반겼다. 이제 풀들은 걷잡을 수 없이 자라나 정신없게 만든다. 나중에 이 잡초들을 정리하려면 꽤나 힘이 들겠다.

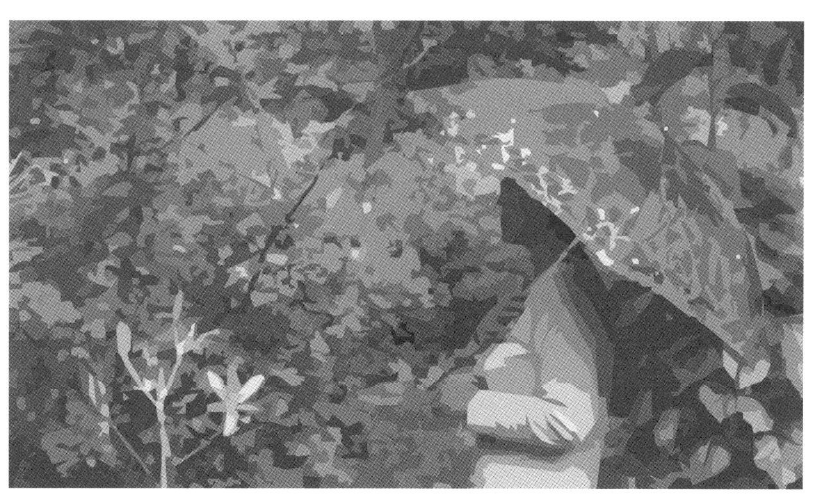

[그림 3.6] 수철리에 피어난 동자꽃. '인숙'을 맞이해주고 있다.

저녁식사 후 아들과 함께 근저 맥수집에서 맥수하며 이야기를 나누었다.
"엄마를 위한 아들의 역할. 최대한 엄마가 마음이 편할 수 있도록 하는
것, 그리고 동생들이 철없이 엄마에게 응석을 부리지 못하도록 하는
것이 너의 몫이다"
라고 하였다. 진로문제도 이야기를 나누었다. 비록 학교가 마음에 안
들어도 꾸준히 다녀 유종의 미를 거두고 또 싫은 것도 해야 하는 것이
현실이듯이 마음에 안 드는 과목을 소홀히 하여서는 안 된다는 것 등,
인생에서 인내(참음)의 필연성, 더 나아가 인내의 미학을 강조해주었
다. 공부를 더 하고 싶어 대학원 진학을 생각하거나 해외 유학을 생각
한다면 지금부터 토플도 공부하면서 준비해두라고 하였다.

7.24

7시 10분경 일어나다. 어제 술로 약간 피곤을 느끼다.
어찌 또 비는 나리는가. 빗소리와 차 소음이 불협화
음을 빚어낸다. 차 소리가 기분을 상하게 한다. 편리함만을 쫓는 문명
의 이기 앞에서는 속수무책이다.

애들이 집에 머물 때는 무언가 불편함이 흘러 오늘도 서둘러 밖으로
나와 둘이서 데이트를 즐겼다. 오늘은 태조산 근처에 있는 단아한 찻
집으로 가 차를 마시며 이야기를 나누었다. 이 찻집은 단층 전통식 집
으로 되어 있어 편안함을 준다. 창가에 앉아 창을 통하여 비를 감상하
니 마음의 평화로움이 흘러 지나갔다. 투영되는 빗줄기와 마당에서 찰
랑거리는 빗방울이 우리와 함께하며 우리를 위로하였다.

7.31 오늘은 답답한 기분을 털 겸 만뢰산으로 갔다. 그곳은 보탑사가 있어 마음을 추스리기에는 좋은 곳이다. 요즘 들어 날씨는 덥고 눅눅하여 온전한 사람도 지내기에는 벅찬 감을 주는데 '인숙'에게는 오죽할까. 더욱이 다리가 아픈지 이제는 걷는 것조차 힘들어한다. 얼굴은 가무잡잡해졌다. 항암제의 영향이 본격적으로 나타나는 것 같다. 그럼에도 산에 가고자 고집을 부리고 기어코 오른다. 갖고 간 사과, 복숭아 등을 능선에서 먹으며 시원한 바람에 오랜만에 기분을 날렸다. 답답한 집을 나서 이렇게 땀을 흘리는 것이 스트레스 해소에는 좋은 것 같다. 점심은 근처 식당에서 산나물 영양식으로 맛있게 하였다.

8. 2 연일 찜통더위가 이어진다. 오전엔 '별'이를 위한 양자역학 강의를 하였다. 월봉산엘 올랐다. 그래도 바람이 약간 선선하여 숨돌릴 만하였다. 침대에 누워 책을 보려면 어김없이 졸음이 쏟아진다. 나이 들어 그런 건지 모르겠다. 인터넷을 통하여 구입한 가발이 도착하였다. 가발을 쓴 '인숙' 모습이 보기에 괜찮다.

8. 4 아침 월봉산엘 갔다 왔다. 오후엔 자동차 정기 검사를 위해 검사장에 갔다. 내친 김에 온양 신정호로 가서 산책하였다. 신정호는 아주 넓은 저수지로 이 근처 도회지 사람들에게 허파 구실을 하는 자연 생태계이다. 그러나 무덥고 습하여 걷기에도 힘들었다. 연꽃 구경한다고 한 바퀴 돌고 나오니 온몸이 땀으로 젖고 피곤이 엄습해왔다. 서둘러 집으로 돌아오고 말았다.

5. 4차 항암

8.5　오늘이 항암치료 네 번째 실시하는 날이다. 처음 할 때는 여섯 번을 어떻게 하나 했는데 시간은 거침없이 흘러가며 후반부로 넘어간다. 토마토, 복숭아, 사과, 포도, 베지밀, 요플레 등을 챙기고 병원으로 향하였다.

06:30 출발.
07:20 도착.
07:35 채혈.
08:00 아침식사. 해물순두부, 소고기 된장찌개.
　　　휴게소에서 커피하며 잠시 휴식.
09:25 진료. 이상무. 단백질 수치 정상.
10:40 항암치료 시작.
12:20 끝남.

항암 주사를 맞는 동안 나는 여느 때와 같이 재빨리 밖으로 나가 약국에 가서 제조약을 사왔다. 그리고 입원병동 5층 그 휴게실로 가서 조용히 기다렸다. 수술할 때는 연두색의 나뭇잎들이 살랑거렸었는데 이제는 진한 녹색으로 뒤덮여 있다. 그때의 기억이 애틋하게 흘러간다. 식당에서 점심을 하고서는 잠시 암교육센터 공간에서 휴식을 취해보았다. 편안한 마음으로 쉬며 책을 읽고 글을 쓸 수 있어 아주 좋다. 이곳만 들어서면 왠지 마음이 포근해진다.

8.7 많은 꿈을 꾸었다. '인숙'은 어제 사온 죽으로 아침을 하였다. 하루 종일 힘들어하는 아내를 쳐다보면 무력감이 짙게 깔리고 시간은 슬픔으로 흘러넘치곤 한다. 그러면서도 논문에 필요한 책들을 정신없이 파고들며 현실을 피해보려고 안간힘을 써본다. 계속 터져나오는 '인숙'의 괴로움의 한숨소리에 마음은 점점 무거워져간다. 어려움에 처할수록 사랑하는 사람과의 마음과 의식이 합치될 줄 알았는데 그렇지가 않다. 오히려 드러나지 않았던 원초적인 것이 나타나면서 서로의 진면목을 보게 되니 느닷없는 외로움이 싸하게 들어오기도 한다.

'본래 면목'이라?

그렇다면 이제까지 나는 '인숙'이의 껍질만 보고 살아왔던 것일까?

아니다.

나의 편향된 마음 때문이다.

나를 죽여야 산다. 마음을 다스려야 한다.

'인숙'에게도 '애들'에게도 타인들에게도 옳고 그름만을 따지며 '화'를 내는 것이 나를 이기적인 사람으로 만들고 남을 괴롭히는 사람으로 인식되게 한 것이 아니었던가?

세상의 바름[正]을 위해 산다는 것이 무슨 의미를 가지는 것일까?

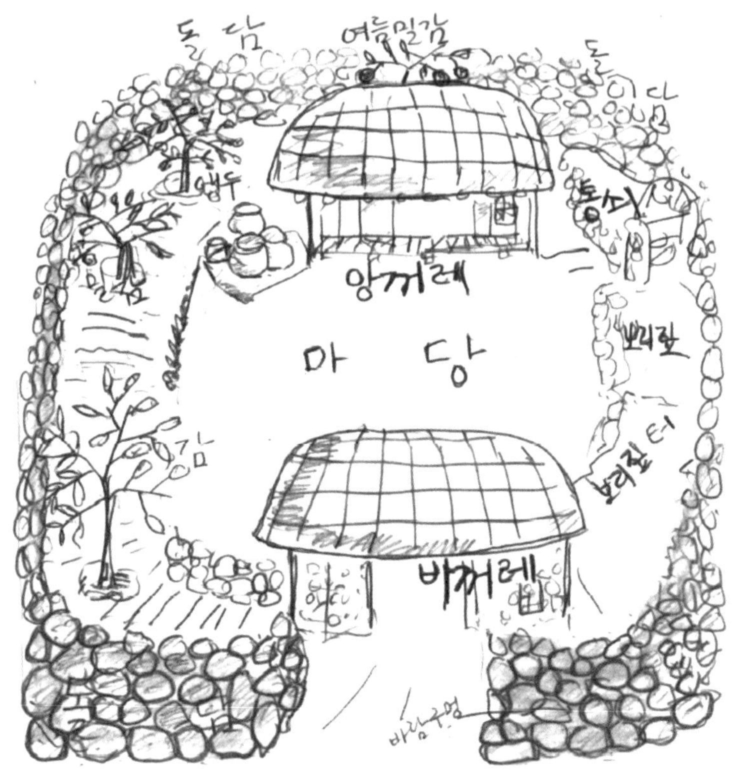

[그림 3.7] 제주도 생가의 초가집 모습. 옛날의 모습을 기억하여 그린 것이다. 지금은 슬레트 지붕으로 바뀌었다. 원초적 생명의 요람인 어머니의 자궁을 연상시킨다. '보리짚(터)'이라고 적혀 있는 공간은 그 옛날 보리농사를 할 때 보릿대를 쌓아두며 땔감으로 이용하던 시절의 마당 풍경을 묘사한 것이다. **9월 12일(9.12)**의 일기를 보기 바란다. 돌담에 '바람구멍'이라고 적어놓은 이유는 매서운 태풍이 몰아치더라도 허술하기 짝이 없게 보이는 돌담이 무너지지 않게 하는 역 바람막이 역할을 한다는 메시지를 전달하기 위해서이다. '통쇠'는 뒷간을 의미하며 그 안에 돼지가 살았었다. 역시 **9.12** 일기를 보아주기 바란다. 이러한 시골집에서 마음을 여유롭게 그리고 마음을 내려놓고서 싱싱한 채소와 과일나무들을 가꾸고 키우며 산다면 '암'의 출현은 물론 없을 것이고 출현된 '암'도 사라질 것이다.

저녁엔 어머님께 전화를 드렸다. 비가 와서 '바꺼레' 에 물이 찼다고 하신다. 제주도에는 보통 두 채의 집으로 이루어져 있으며 안쪽 큰집을 '안꺼레', 바깥 작은 집을 '바꺼레' 라고 부른다. 물론 가운데는 마당이다. 그리고 둘레는 돌담으로 싸여 있다.

포근한 어머니의 자궁을 연상시키는 집구조이다.

이제는 거의 사라지고 있다. 아마도 이러한 집 구조는 서양에서 흔히 보는 하우스 형태보다 질적으로는 더 우수하다고 본다. 몇 년 전 태풍이 왔을 때 집이 물에 잠겨 안방까지 물이 차올라 어머님께서 크게 고생하신 적이 있다. 그러한 공포의 기억으로 비만 오면 이 자식에게 전화를 걸어 마음을 달래려 하시고, 결국 자식에게 의존하신다.

마음은 어디에서 나오고 어디에서 구할까?

나 역시 가끔은 불안한 마음을 의지할 곳을 찾아본다.

그러나 없다.

8. 13

아침 잠깐 맑다 했더니 오늘도 여느 때와 다름없이 비가 나린다. 8월 들어서는 거의 비다. 6월 장마라는 개념은 사라진 지 오래다. 오히려 8월 장마라 할까?

논문을 위한 데이타 분석과 정리를 하며 지냈다. 저녁에는 정말 오랜만에 '인숙'과 함께 근처 생맥주 집에서 대화의 장을 만들었다. 자주 찾는 곳이다. '인숙'은 오렌지주스를 마시면서. 집에서 앉아 맥주를 마실 때는 얘기가 안 나와도 이렇게 밖에서 마실 때는 술을 따라 마음이 슬

슬 달리며 마음의 벽이 열리곤 한다. 그래서 이러한 술집이 존재하는 가보다.

요즘엔 '인숙'이가 무리한 운동은 삼가는 편이다. 그래서 그런지 훨씬 건강한 모습이다. 항암치료 중 무리한 운동은 오히려 해가 된다는 의 사님의 말씀을 따르기 때문이다.
내가 그렇게 말할 때는 듣지도 않더니만.
그래도 무시당하는 내가 행복하다.

8. 16 정말 무덥고 습한 날이다. 우주의 이 상태가 아무리 보아도 심각한 것 같아 오늘은 전문 병원으로 가서 상태를 알아보았다. 위턱과 아래턱의 부조화로 위와 아래의 어금니 부 근이 너무 어긋나 있다는 사실이 드러났다. 요즘 애들에게서 나타나는 현상 중 하나라고 한다. 교정이 필요하다며 3년에 걸친 장기 치료가 불 가피하단다. 어찌하겠는가?

8. 17 밖을 보니 비구름은 바짝 대지 위에까지 가득하고 방 울비들은 대기를 감싸고 있었다. 후끈하다. 습한 공 기가 연일 마음을 누른다. 학교 연구실로 가서 연구 논문 작성에 몰두 하였다. 이 일도, 이 길 역시 내가 걸어가야 할 길이라면 걸어가야 한 다. 혼자 연구실에 있으려니 마음이 허(虛)하다. 단팥빵 2개와 과일, 커 피 등으로 배를 채웠다.
저녁엔 아들과 집 근처 투다리에서 맥주하였다. 가족 얘기와 서로의 장래 등에 대해 이야기를 나누었다.

8. 19 어제까지만 해도 비와 무더움이 사라질 것 같지 않더니만 오늘은 갑자기 시원해졌다. 그래도 지겨운 장마의 모습은 하늘에 그대로 걸쳐 있다. 논문 작성에 속도가 붙어 오늘도 마무리 작업에 열중하였다.

오늘은 대학원 후기졸업식이다. 박사학위 딴 제자를 축하해주고 사진 찍는 데 같이 동참해주었다.

8. 21 근처 조개칼국수 전문 음식점에서 별, 은하도 데리고 함께 점심을 하였다. 식사 후 '인숙'과는 초등학교 벤치에 앉아 오랜만에 보는 파란 하늘을 바라보며 시름을 달래었다.

간밤에도 그제에 이어 악몽에 시달렸다. 군대에 가서 행군 훈련을 하고 식사대에 줄서서 밥을 먹는 장면들이 파노라마처럼 스쳐 지나는 꿈이었다. '나는 군대 갔다 왔는데' 하는 처절한 몸부림이 반복되는 꿈이었다. 그제는 뱀이 나오고 어릴 적 만났던 동네 어른이 나타나는, 그러면서 무언가 불안감을 안겨주는 그런 꿈을 꾸었다. 무엇이 이토록 나를 불안케 하는 것일까? 알기는 하지만 말은 꺼낼 수가 없다. 이러한 흐름이 우리네 인생을 휘감고 있는 바람이 아닌가 한다.

물을 수 없었던 물음을 담고 사는 것이, 그리고 답할 수는 없었던 답을 안고 사는 것이 인생이다.

8. 22 오늘도 선선한 날이다. 좋구나. 지구가 약간 기울어
진 상태를 유지하며 태양 주위를 도는 운동에 의해
계절의 변화가 일어난다는 사실이 믿기지 않는다. 그보다 더 기가 막
힌 사실은 지구가 현재의 공전 궤도에서 조금이라도 벗어난다면 생명
체의 유지는 불가능하다는 사실이다. 왜냐하면 온도가 너무 높게 올라
가거나 너무 낮게 내려가 현재와 같은 생명체가 살기에는 부적당한 환
경이 되기 때문이다.

생각해보자. 아니 느껴보자. 지구가 조금 기울어진 사실 하나를
가지고 계절의 변화가 생기고 그 계절의 변화에서 극명으로 나
타나는 온도 차이를. 태양 빛을 적게 받는 남극과 북극의 그 얼
음을 상상해보라. 사실 지구 밖으로 나가기만 하면 우주 공간은
그야말로 혹한의 공간이다. 지구는 태양에너지를 받아 생명체를
잉태하고 있다.
밤하늘의 그 수많은 별들, 우리의 생명줄인 태양도 그 셀 수도 없
는 별들 중 하나임을 우리는 알고는 있다. 그러면서도 그 사실을
알게 하고 태양에너지를 이용하여 생활에 편리한 도구로 만들어
낸 현대 과학과 기술에 대한 고마움은 잊고 사는 것이 현실이다.

지은이가 지금 엮어가고 있는 이 수필, 즉 '암'의 출현과 '암'과
의 전쟁을 개인적 삶의 테두리에서 묘사하고 있는 이야기에서
사실 이 전쟁의 가장 큰 무기는 암의 진단과 그 치료에 쓰이는 기
기들이다. 이 모든 기기들은, 이미 몇 번이고 강조를 한 바가 있
지만, 과학을 위해 특히 물리학 연구를 하는 과정에서 태어난 측

정 장치들이 그 원류이다.

처음부터 병을 고치기 위해 태어난 장치들이 아닌 것이다.

순수 과학을 위한 측정 장치들이 응용 기술로 전이되어 오늘날 그렇게 뛰어난 진단 혹은 치료 장치로 태어났다는 사실을 몇 번이고 강조하고 싶다. 일반인이야 말할 것도 없지만 의료계에 몸담고 계신 분들도 이 점에 대해서는 분명한 인식을 하고 있어야 한다.

병원에서 암의 진단과 치료에 결정적인 역할을 하는 의료 장비들을 살펴보기로 하자. 엑스선 촬영장치(X-ray), 엑스선투과 컴퓨터단층촬영장치(X-ray transmission Computerized Tomography: 보통 CT라고 줄여 부른다), 자기공명영상장치(MRI), 양전자단층촬영장치(PET), 초음파영상장치 등이 이에 속한다. 이 장치 이름들을 보면 '인숙'이의 진료와 치료에 쓰이는 기기들임을 단번에 알 수 있다. 그런데 위 장치 모두 처음부터 병을 치료하기 위한 혹은 진단을 위해 태어난 것이 아니라 물리학 연구에 쓰이기 위해 발명된 것들이다. 즉 물질을 이루는 기본 입자들인 원자의 구조와 그 씨에 해당되는 원자핵의 구조를 밝히고자 물리학자들이 고안해낸 측정 장치들인 것이다. 위 장치들에서 나오는 용어들을 보자.

엑스선, 자기, 공명, 양전자, 초음파 등등. 모두 물리학에서 다루는 입자 이름, 빛의 이름 혹은 물리법칙에 대한 기본 용어들이다. 자연의 내면세계를 파헤치고자 만들어낸 과학적 측정 장치가 이제 우리들의 건강을 지켜주는 파수꾼으로 거듭난 것이다.

또 하나.

'인숙'이의 진료 또는 치료가 있는 날 병원을 방문했을 때 자주 애용하는 산책길이 있다. 그런데 어느 날 그 산책로 중 일부가 폐쇄되면서 무슨 공사를 한다는 팻말이 들어섰다. 보니 '양성자 가속기 설치' 뭐라고 적혀 있는 것이 아닌가? 아! 핵물리학자로서 금방 무슨 목적으로 설치하는지 이해가 갔다. 우리가 다니는 전문 암병원에서는 '암'과의 전쟁에서 더 유리한 고지를 점령하고자 방사선치료에 쓰이는 엑스선보다 더 효과가 높은 양성자 빔을 낼 수 있는 가속기를 들여오려는 것이다. 그 가속기 이름을 '사이클로트론'이라고 부른다. 핵물리학 연구를 위해 90여 년 전 미국인에 의해 발명된 입자 가속기 중 하나이다.

8. 24

5시 50분에 일어나왔다. 마음은 여전히 무겁다.

"마음도 무겁고, 뇌도 무겁고 모든 게 무겁기만 한 '창범' 씨, 그래 어찌 살라고 그리 무거운 짐만 지고 있는 겁니까?"

독백 아닌 독백을 한다.

부모가 자식에게 실망을 하는 것이야 흔한 말로 인지상정(人之常情)이라 하자. 그럼에도 어린 학생이라지만 인간으로 태어나 윗사람의 말을 듣고 어느 정도는 실천을 하는 것이 의식을 가진 인간 본연의 능력이 아닌가 하고 반문해본다. 그러면서도 내가 어렸을 적 혹은 청년 시절 어머니를 생각하고 부모 입장에서 생각을 해본 적이 있나 하고 되돌아보게 된다. 나의 이기적 혹은 설익은 자의 조급함이 자식에 대한 실망으로 이어지는 것이 아닌가 하고 결론을 내리게 된다. 결국 내 탓이다. '인숙'이의 자식을 대하는 그 모습에서 참된 모성애를 읽는 내 마음은 왠지 모르게 처참함으로 함몰된다. 그 반대급부로 강한 외로움이 올라온다. '게'와의 전쟁에서 이러한 괴로움과 외로움이 우러나올 줄은 몰랐다. 하지만 이 모든 것이 살아가는 와중에서 진행되는 마음의 병이 아니겠는가.

오늘은 뜻밖에 절친한 교수의 전화가 연구실 고요를 깨뜨렸다. 1년 전 대장암에 걸려 암투병 중인 분이다. 죽음이 언뜻 보였다는 말씀에 가슴은 더욱 메어지기만 했다. 그래! 삶의 과정에서 죽음을 그려볼 수도 있는 나이가 되지 않았는가 하고 다시 반문해보게 되었다. 덧없이 흘려버린 그분에 대한 무관심에 마음은 더욱 무거워졌다.

그렇다면

이놈의 마음은 도대체 몇 근이 되는 거야?

저녁엔 실험실 학생들과 같이 저녁을 하였다. '별'이도 자리를 함께하였다. 방학 중 '별'이에게 디스플레이소자 제작에 대한 경험을 쌓게 하기 위해 실험실 경험 있는 학생들에게 맡겨 진행시키고 있는데 오늘 단합 대회를 하는 것이다. 나의 궁극적 목표는 나중에 혹시 '별'이가 시야를 넓혀 분자에 대한 연구를 하게 되면 이때를 기억하라는 메시지를 담는 것에 있다. 지금에야 아무런 생각이 없겠지만 나중에 물리학을 뛰어넘어 혹시 단백질 분자의 메카니즘을 연구하게 되면 '암'을 정복하는 데 틀림없이 도움을 주리라는 희망을 안고.

나의 이러한 심오한 뜻이 10년 후 아니면 20년 후에 전달이 될까?

마음이 무거운 나에게 퍼뜩 그 옛날 김삿갓이 읊었던 한시가 떠오르며 마음을 사로잡는다.

아침에 입석봉을 오르니 구름이 발 아래 있고,
저녁에 황천물을 마시니 달이 입술에 걸리도다.
물가 소나무 남쪽으로 기울매 북풍인 줄 알겠고,
처마 대나무 그림자 동쪽으로 기울매 해가 짐을 알겠도다.
절벽이 비록 위태로우나 꽃은 웃고 서 있고,
봄볕 좋은 시절에 새는 울며 돌아가는구나.
하늘 흰 구름은 내일 비가 올 조짐이요,
바위틈의 낙엽은 작년의 가을색이로다.
내 그림자 푸른 물에 잠겼으되 옷은 젖지 않고,
꿈속에서 청산을 밟았으되 다리는 고달프지 않도다.
달도 희고 구름도 희니 온 천지가 희고,
산도 깊고 물도 깊으니 나그네 근심 또한 깊어라.

朝登立石雲生足
慕飮黃泉月掛脣
澗松南臥知北風
軒竹東傾覺日西
絶壁雖危花笑立
陽春最好鳥啼歸

天上白雲明日雨

岩間落葉去年秋

影浸綠水衣無濕

夢踏靑山脚不苦

月白雲白天地白

山深水深客愁深

금강산에서 어느 선승과 내기를 하며 서로 주고받았던 시라고
전해진다.

멋지지 않은가?

구름, 달, 물, 소나무, 대나무, 햇빛, 그림자, 새, 봄, 가을, 하늘,
땅, 비, 낙엽, 꿈, 그리고 하얀 눈. 이들과 친하면, 이들 자연과 소
통하면 '암'은 사라지리라.

6. 5차 항암

8. 26 5차 항암 일이다. '별'이를 깨워 별이 짐들도 싣고 병원으로 출발하였다. 2학기 개강이 가까워졌기 때문이다. '별'이가 방학 중 집에 있어 크게 의지가 되었는데 아쉽기만 하다.

05:47 출발.

07:00 도착. 곧바로 채혈.

09:20 진료. 백혈구 수치 정상.

10:50 항암치료 시작.

그동안 '별'이와 함께 약국으로 가서 처방전에 따른 약을 해오다.

12:10 항암 주사 끝나다.

12:40 '별'이 택시 태워 보내다.

12:48 암교육센터 휴게실에서 잠시 쉬다.

13:30 집을 향해 출발.

오늘 따라 '인숙'은 지하 식당가에 가는 것조차 싫어했다. 그 냄새와 분위기가 싫다고 늘상 얘기는 하곤 했다. 요즘 들어 '인숙' 마음 상태가 불안정하다. 어쩔 수 없이 '별'이랑 급하게 점심하고 '별'이를 떠나보냈다. 서로의 마음이 엇박자로 흐르며 어딘지 모를 슬픔과 아쉬움이 교차되고 마음은 더욱 달팽이마냥 오그라들기만 한다.

8. 27 피곤했는가 보다. 6시경 부리나케 일어났다. 6시 20분 우주 스마트폰 소리(자명종 역할)가 요란하게 울렸다. 일어나지 않는다. 40분경, '일어나라!'고 소리를 쳤다.
아! 그러나 오늘은 소위 놀토!!

자괴감에 놓인 뇌의 작동으로 슬픔에 빠져버리고 말았다. 베란다에 앉아 울먹이었다. 슬픔이 이성적인 뇌를 제압하고 앞서 나갔다. 7시 10분경 '인숙' 일어나 나와 식사하자고 한다. 갈치를 구워 프라이팬에 그대로 놓아둔 채로 베란다에 갔었지. 안 된다 싶어 마음 가다듬고 웃는 낯으로 식사를 하였다.
무더운 날이다. 오늘도 근처 공원 벤치에 앉아 쉬었다. 그러면서도 '인숙'의 팔 운동은 거르지 않고 이어진다. 오른쪽 임파선을 잘라 버렸기 때문에 오른쪽 팔 운동을 철저히 해야 한다. 잘못되면 손이 붓는 '부종(浮腫)'에 걸리기 때문이다.
오늘 두 딸을 불러 앞으로 쓰레기 버리는 것(분리수거)과 설거지, 화장실 청소 등에 대하여 스스로 하라는 무서운 명령을 내렸다. 가슴이 아프다. 너그럽지 못한 아빠의 얼굴을 여지없이 내놓았기 때문이다.

외로워 오늘은 혼자 맥주집을 찾았다.
오늘 하루도 유심(有心)이 무겁게 깔리어 지나갔다.
'인숙'과 '우주'는 근처 아파트 주위를 둘러본다고 나갔다. 3주 전까지만 하여도 거의 매일같이 했던 그 여정 아닌 여정(旅程)을 막내와 같이 하는구나.

어제 5차 항암치료를 끝냈다.

표적 없이 단백질들을 공략하는 항암 분자들에 의한 암세포들과의 전쟁.

토요일이라 조용할 줄 알았는데 오늘 따라 시끄러운 손님들이 있어 소란이 담배연기와 함께 실내를 빙빙 휘돌며 나를 어지럽게 한다.

오늘 따라 조용히 혼자 술을 마시고 싶었다.

외로움이 깊게 스며든다. 왜일까?

500cc 한 잔 반이 스며들더니 취기가 퍼진다.

외로움과 섞여서일 게다.

그 어린 시절이 그립다.

그리고 돌담과 돌담 따라 나 있는 그 길하며.

한참 걸려 '신심명(信心銘)' 구절을 외워 쓰는 데 성공했다. 마음이 무거울 때면 곧잘 이 구절을 외우며 마음을 달래곤 한다. 말씀이야 구구절절 옳고 대단한 내용이지만 실천은 아니 될 것들이다. 실천이 된다면 이 지구상에서 싸움은 사라질 터이다.

8시 반경 집에 들어오니 아무도 없다. 외로움이 울컥 치밀어 다시 나갔다.

이번엔 파전하는 곳에 나가 막걸리로 마음을 적시었다.

기인 긴 하루였다.

9. 1 오늘 저녁엔 혼자 산책길에 나섰다. 집을 출발하여 KTX 역까지 가보는 여정을 선택하고서. 그냥 혼자서 큰길 따라 나 있는 인도를 걸었다. 착잡하다. 인생이 이런 것인가.

눈썹 같은 초승달이 서녘 하늘에 아스라이 떠올라 반겨주니 마음이 한 결 가벼워졌다.

9.2 오늘 저녁엔 '인숙'과 어제 내가 밟은 코스로 산책을 하였다. '인숙'은 이제사 이 길의 묘미를 알아차렸다. 하늘 아래 편안하다는 이 도시에서 그나마 편안히 걸을 수 있는 곳을 찾아냈기 때문이다. 사실 천안과 아산 경계를 지나며 대부분의 영역은 아산 쪽이지만 천안이나 아산이나 무슨 차이가 있겠는가.

9.3 오늘도 어제에 이어 KTX역까지 둘이서 산책하였다. 돌아오는 길목에서 막내가 요구한 떡볶이를 사는 '인숙.' 모성애와 그 모성애를 못마땅하게 여기는 나. 더 이상 말을 말자. 어린 자식들의 철이 없는 행동으로 얼마나 많은 부모들, 특히 어머니들이 가슴앓이를 하는가. 굳이 결혼하여 자식을 낳아 보아야 부모의 마음을 안다면 우리에게 주어지는 교육은 왜 필요한가 하고 반문해본다. 젊은 시절의 그러한 흐름이 단순히 진화의 산물이며 자기가 주체할 수 없는 뇌의 작동이라면 인간 의식은 왜 있을까?

그러면서도 젊은 시절, 친구들과 밤낮없이 어울려 놀러다닐 때 나 자신 어머님을 생각하고 그리워한 적이 있는가 하고 자문해본다.

없었다.

어찌할 수 없는 인간 성장의 일그러진 파편이다. 그러나 현실은 현실이다. '암'과의 전쟁을 치르기에도 벅차 죽겠는데 자식들로 어려워하는 '인숙'을 보면 그저 슬플 뿐이다.

오늘은 가까운 친척 누님으로부터 뜻밖의 소식을 접했다. 남편(나는 형님이라고 부른다)이 대장암에 걸려 지난 7월 말 수술했다는 전갈이다. 그리고 9월 중순부터 9차례에 걸친 항암치료에 들어간다고 한다. 어째 이런 일이 또. 비로소 나 역시 현재 아내의 암 투병 사실을 알렸다. 어머님께는 아직도 비밀로 하고 있다고 했더니, "그래서는 안 된다"며 알릴 것은 알려야 된다고 한다. 적당한 때 시간을 내어 어머님께 사실을 알려드리기로 마음을 먹어본다.

9.4 요즘엔 저녁 시간이 되면 혼자서 KTX역까지 난 길을 걷는 것이 습관화되었다. 그러고는 역에 있는 커피숍에서 책을 읽기도 한다. 정신없이 흘러가는 삶의 윤곽을 잡아보려는 마음이 강해서이다. 보이지도 않는 내일의 이 삶의 길. 모두가 자기 자신의 괴로움과 삶의 무거움을 지며 살아가고 있음에도 우리가 숨쉬고 살아가는 사회는 아무 일도 없다는 듯이 버티고 서 있다.

누군들 서럽고 괴로운 일이 없을까마는 어차피 인생은 처절한 법, 사랑하는 사람들과 의지하며 꿋꿋하게 살 일이다.

돌아서 걸어나오면 어김없이 휘영청 밝은 반달이 나를 반긴다. 그 옛날 이태백이 놀던 달아 하며 달 속에 박힌 계수나무를 베어 좋은 집 짓고 천년만년 살자던 조상들의 소원은 결국 현실에서의 고달픔과 가난의 굴레를 표현한 것은 아닌지 모르겠다. 옛날이나 지금이나 달은 고달픈 사람들을 달래주는 마음의 고향이고 의지할 수 있는 이웃이다.

9. 10 아침에 어머님께서 전화를 주셨다. 어제 이모님 제사에 갔다 왔다고 하신다. '별'이가 태어나던 그해 여름 이모님께서는 대장암으로 돌아가셨다. 무척 선하고 착하신 분이었다. 어머님께서 장례식날, 그 무덥던 여름, 그토록 서럽게 우셨던 모습이 지금도 눈에 선하다. 고등학교 시절 이모님 댁에서 머물 때 이모님으로부터 많은 신세를 졌었다. 그 은혜 갚을 틈도 없이 돌아가시고 말았으니 해가 갈수록 아쉬움은 더욱 깊어져 간다. 지금도 기억이 뚜렷이 남는 것은, 새벽에 내가 학교를 나갈 때 나를 몇 번이고 깨우시던 이모님의 모습이다. 40여 년이 흘러 내가 막내를 아침마다 깨울 때마다 일어나기 힘들어하는 모습을 볼 때 옛날의 나와 나를 깨우던 이모님 모습이 아른거린다. 설상가상, 몇 년 전에는 이모님의 아드님 한 분이 교통사고로 돌아가셨다. 친척 분들 중 내가 가장 의지하며 마음을 터놓고 말을 할 수 있었던 유일한 분이었다.

9. 12 추석이다. 그러나 무슨 의미가 있는가? 둘이서만 조용히 아침을 하였다. 어머님께 안부전화 드리니 이제 막 제를 끝내고 식사하신단다. 그리고 산소가 있는 밭에 갔다 온다고 하신다.

늦게 일어난 자식들에게 추석이라 용돈을 예쁜 봉투에 담아 나누어주었다. '사랑한다'라는 문구를 크게 써놓고. 사랑한다.

밭과 보리

제주도는 밭농사만 가능하다. 논농사는 애초부터 불가능한 구조의 토양을 갖고 있기 때문이다. 그리고 밭농사는 대부분 보리 농사였다. 나는 '보리'라는 말만 들어도 거부 반응을 보이는 편이다. 옛날 가난했던 시절이 떠오르기 때문이다. '곤밥'이라는 말을 들어보았는지 모르겠다. 제주도에서는 옛날 쌀밥을 곤밥이라고 불렀다. 그리고 그러한 곤밥은 특별한 날에만 등장하는 귀한 손님이었다. 명절과 제삿날에만 나타나는 귀공자였다. 지금이야 보리밥이 영양식으로 대접을 받아 식당에서 특별히 주문하여 먹는 시대가 되었지만 옛날에는 가난의 상징이었다. 그런데 어린 나를 더욱 곤혹스럽게 만든 것은 보리에 좁쌀을 섞은 밥이었다. 물론 이름하여 좁쌀밥. 그 색깔이 하도 검어 차라리 보리밥이 하얗게 보일 정도였으니 쌀밥은 그야말로 광채가 나는 밥이었다. 그러면 보리에 대한 거부반응이 오직 보리밥 때문일까? 아니다. 더 있다. 그것은 보리를 수확하는 과정에서 거부반응이 더욱 깊어진다. 보통 현충일을 전후하여 보리가 익는데 우선 보리를 베어내는 과정이 보통이 아니다. 사람의 손으로 베어내는 것이다. 낫(제주도에서는 낫을 '호미'라고 부르며 호미는 '골갱이'라고 부른다. 아울러 고구마를 '감저', 감자를 '지실'로 부른다. 그러나 오늘날에는 보통 표준말을 쓰는 것 같다)을 들고 보리를 베는 고충은 해본 사람만이 안다. 특히 중학교 시절 까마득히 남아 있는 보리들을 보며 한숨만 푹푹 쉬던 생각이 뚜렷하다. 그다음은 베어낸 보리자락을 묶어 싣고 오는 일. 보통 구루마라고 부르는 마차를 사용했다. 오늘날에는 사라지고 없다. 그다음 차례는 집 마당에서 행해지는 보리탈곡이다. 그러나 탈곡하기 전에 일일이 보리 이삭을 보리대로부터 분리하는 작업이 선결이다. 한 스무 개의 창살이

박힌 곳에 보리대를 넣어 당기는 작업이다. 그러고 난 다음 드디어 탈곡기로 탈곡을 하게 된다.

그런데…….

탈곡하는 과정에서 보리이삭 껍데기의 잘게 부수어진 파편들이 하늘을 치솟고는 마당을 뒤덮는다. 그 파편들이 옷을 뚫고 몸속에 들어가면 그야말로 가려움으로 전쟁을 치르곤 했다. 그리고 보리대는 땔감과 돼지우리에(통쇠라고 부른다. 돼지를 기르는 곳으로 이곳이 변소 역할도 하였다. 위생적으로 불결하다 하여 지금은 자취를 감춘 제주도 특유의 생활상이었다) 넣어진다. **그림 3.7을 보기 바란다.** 그 돼지우리에서 볼일을 볼 때 돼지가 접근하면 몽둥이를 가지고 쫓아내던 기억이 새롭기만 하다. 또한 부엌에서 보리대를 가지고 밥을 해 먹던 그때의 모습이 아련히 떠오른다. 그 당시(1960~1970년대)는 나무를 베는 것은 물론 솔잎조차 걷어오지 못하여 땔감의 선택은 거의 없었다. 벌거숭이산이 많았고 국가적으로 산림 조성에 힘썼던 시절이라 허가 없이 나무를 베거나 솔잎을 걷어오면 바로 고발당하던 시절이었다. 덧붙인다면 그 당시 제주도 시골에서 연탄을 쓰는 집은 부자에 속하였다.

이러한 힘든 과정을 기억하는 나로서는 보리라는 단어가 그야말로 가난의 대명사로 인식되고 옛날의 그 어렵던 시절이 저절로 떠올라 즉각적인 거부반응이 나오는 것이다. 나도 어쩔 수 없이 뇌의 작동이 그렇게 된다. 일종의 가난에 대한 트라우마 현상이라고나 할까.

더욱이 보리가 다 익어갈 무렵이면 보리밭 어디에선가 문둥이가 나타났다는 괴소문이 퍼지고 그 이야기를 듣는 어린 우리들은 공포에 떨어야 했다.

9. 13 간밤, 많은 꿈을 꾸었다. 친하지도 어울리지도 않았던 고등학교 친구가 꿈에 나타나 영국에서 25년, 미국에서 11년을 살았다나 하는 내용인데. 그것 참 신기하기만 하다. 이 뇌의 작동이. 아침식사 후 디저트를 예쁘게 마련하여[그림 3.8] '인숙'과 함께 즐겼다.

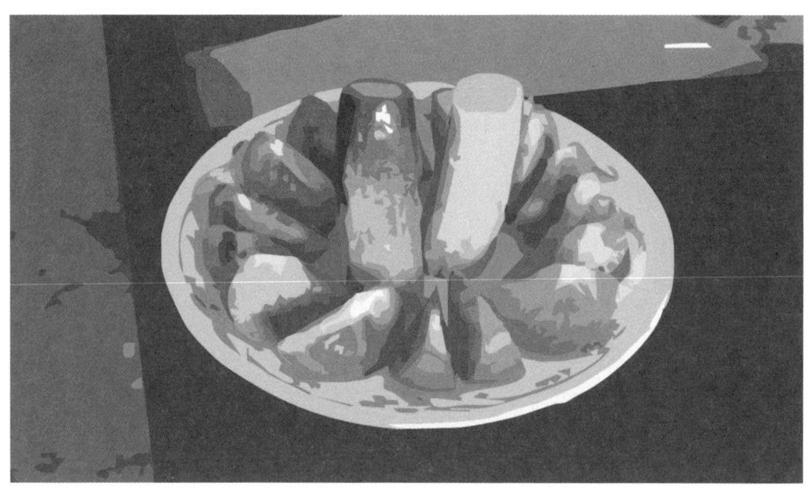

[그림 3.8] 오이와 토마토를 멋지게 장식해본 모습.

7. 6차 항암

9. 16 오늘이 항암치료 마지막 회다.

"제발 항암 효과가 있어 이번 일들이 그냥 즐거웠던 (?) 사건이었다고 나중 되뇌일 수 있도록 하여 다오", 속으로 빌어보며 병원으로 향하였다.

06:30 출발.

07:10 도착.

07:23 채혈.

진료 받기 전 병원 숲 동산에 올라 아침식사를 하다. 가지고 간 계란, 오이, 빵, 두유, 사과, 토마토 등으로. 나는 커피도 함께했다.

09:30 진료. 역시 이상무. 단백질 수치 정상.

9월 28일 방사선치료를 위해 첫 방사선 진료일로 결정되다.

10:40 항암 주사 시작.

11:50 끝남. 곧장 집으로 향하다.

도중 고속도로 휴게소에 둘러 점심하다.

저녁시간이다. 혼자 그 맥주집에 앉아 있다.

맥주가 곁에서 나를 지킨다.

사랑한다는 것은 무엇을 의미하는 것일까?

사랑하여 마음을 나누고 씨를 나누어 새끼들을 만들어 가는 것은?

그래, 의식이란 무엇일까?

순간적으로 나의 의식이 흐트러지고 그래서 사랑하는 이와 자식들을 못 알아본다면 '나'란 존재가 의미가 있을까?

없다.

온갖 것이 뒤범벅이다. 그 혼돈 속을 헤매이면서도 그 '현실'에 굴복하는 것이 인생(人生)이다. 이제 이렇게 혼자 밖에서 나를 삼키는 맥주와의 시간이 점차 나를 지배한다면 '인숙'이란 존재는 어디로 갈 것인가?

"어디쯤 가고 있을까?"

우리 인생은.

손을 씻고 왔지만 비린내가 솟아난다. 생선을 구워주면서 강요 아닌 강요를 하였다. 이제 '인숙'은 모든 걸 초월했다는 자세이다.

그래, 초월했다면 아무거나 먹으면 어때. 아니 그러한가, 사랑하는 사람아.

이제 안주 겸 식사가 나왔다. '돈까스.' 두 번째 맥주 컵이 배달되었다. *벌컥 마신다.* 아차차, 눈물이 *벌컥* 나올란다. 아니 되지, 안 되고 말고. 삼킨다. 눈물 대신 맥주를. 돈까스, 그 고기를 원수인 양 잡아먹는다. 순간적으로 파악 먹어댄다. 정각 7시다.

아직도 이 맥주집엔 손님이라곤 나 혼자다. 좋다.

드디어 뇌가 오작동하기 시작한다.

돈다. 기분이 좋다. 왜?

멋진 물리학 교재,

유기분자소자 논문,

핵물리학 연구 활동과 논문.

현실적인 활동의 영역들이다.

그러면서도 언제나 가슴속 아니 머릿속에 달라붙는 것은

'자궁(子宮).'

흙과의 씨름에서 그 생명의 자궁을 읽고, 원초적인 생명체의 그 근원을 본다. 그래서 그 흙 냄새가 물씬한 수철리터로 가는 것이다. 그 포근한 흙에 '인숙' 역시 안겨버려 주길 나는 얼마나 원했던가. 이 '게'를 퇴치하기 위해선 흙을 보듬어 안으면서 조용히 야생화와 과실수가 뿜어내는 꽃들과의 대화를 하여주기를 얼마나 원했던가. 그러면서 채소를 가꾸어 영양식을 하고.

그러나 결국 나만 흙을 너무 사랑했다는 결론이 나온다.

아닌 것은 아닌 법.

이제 편안함이 퍼진다.

이놈의 맥주도 일종의 마약과 같다.

역사적 위인들, 책 속에서 등장하면서 결국 살아 있는 '멍청이'들에게 마약 아닌 마약 같은 역설만 할 뿐이다. 그것이 역사책들이다. 오늘의 문장은 어째 살벌하다.

그리고 솔직하다.

9. 18 또 많은 꿈을 꾸었나. '인숙'은 여선히 어려워한다. 수철리로 가보았다. 꽁깍지풀들하며 잡초들이 크게 자라 영토를 점령하며 자기들 세상을 만들었다. 정신없이 잡초들을 제거하였다. 암세포를 박멸한다는 신념을 가지고. 그러나 우리가 잡초들이라 하여 잡초같이 여기지만 모두 생명체이고 지구라는 유기체적인 큰 틀에서 보면 다 똑같은 존재 아니던가. 모두 분별에서 나온다. 그러면서도 그 분별 속에서 한평생 보내며 웃고 울고 지내야 한다. 그동안 '인숙'은 근처를 산책하였다.

어디를 가나 어디를 보나 벽들뿐이다.
천박한 문화가 나라 전체를 덮혀 어지럽힌다.
편안히 그리고 조용히 지내며 쉴 만한 공간이 드물다.
심지어 집마저도.
밤이면 밤늦게까지 위층에서 쿵쾅거려 잠을 설치게 되는 경우가 너무도 많다. 안방 자체를 애들 방으로 꾸민 것 같다. 꼭 자는 시간인 10시 반에서 11시경 시작이 된다. 나의 인내심의 한계를 테스트하는가 보다. 아니

"너는 그렇게 살 운명이다"

라고 못을 박는 것 같다. 받아들이기로 한다.
밖으로 나오면 걷기조차 힘든 길들. 자기 자동차는 끔찍이 아끼면서 남의 불편은 아랑곳없다.
인도, 차도 구분 없이 주차를 점심하듯 하는 그 배짱들.

그리고 그 천박성과 졸부 근성에 감탄만 할 뿐이다.

에피소드 하나.

보통 대학교수들은 외국 생활의 경험이 많다. 그런데 자기가 그 외국에서 생활을 할 때는 그렇게 잘 지키던 운전 행동이 한국에서는 그야말로 엉망이 되는 사람들이 많다. 단 하나 이유. 한국에서는 벌을 받지 않는다는 것.

심지어 쉼터들에서도, 커피숍, 음식점, 술집 어디 할 곳 없이 스피커에서 나오는 천박하고 시끄럽기만 그 노래들, 그저 소음 천국이다. 심지어 택시를 타도 소음 공격은 마찬가지로 이어진다. 손님에게는 아랑곳하지 않고 들려오는 라디오 소리, 노래 소리들. 우리나라 백성들은 왜 이리도 남을 배려하지 않을까?

9.26

좋은 날이다. 밝은 햇빛이 동쪽에서 힘차게 피어나왔다. 파란 하늘과 밝은 햇빛이 무겁던 마음을 가볍게 해준다.

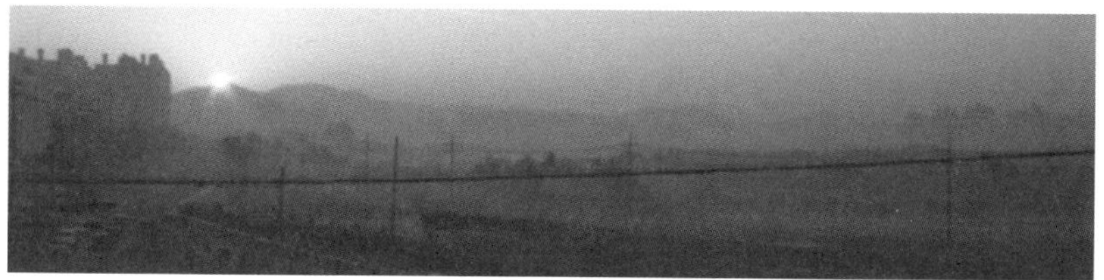

[그림 3.9] 집 베란다에서 바라본 동녘 모습. 길을 새로 정리하느라 어지러운 모습이다. 고층 아파트, 무분별한 전봇대와 전깃줄이 아침 해와 불그스름한 동녘하늘 그리고 그 아침 해를 떠받치는 산들과 묘한 대조를 이루고 있다. 부드러운 아침 안개가 나보고 "조용히 있으라"고 하는 듯 말없이 흐르고 있다.

드디어 오늘부터 일반물리학 교재 집필에 들어갔다. 첫 장의 제목을 우주와 물리법칙으로 정하여 인류가 이루어낸 지적 유산의 중요성과 인류의 자연과의 교감을 피력하면서 시작하기로 하였다. 이제부터 책의 완성을 위한 지난한 길로 들어서는 것이다. 몇 년 전 완성했던 교재의 부족 부분을 메우고 학생들의 창의력을 높이는 데 좀 더 도움이 되도록 할 것이다. 그러나 아무리 힘들여 그리고 공들여 이러한 전문서적을 만들어도 알아주는 이가 거의 없다. 그저 내가 속한 학교에서 교재 정도로 쓰일 뿐이다. 외국 학자가 만들어놓은 교재를 아무런 비판 없이 번역을 하여 사용하는 것이 우리나라 대학 교육계의 큰 흐름이다. 안타까운 일이다.

교수들은 훌륭한 연구 논문들을 발표하여 연구에 대한 능력을 인정받는 것을 가장 선호한다. 이로 말미암아 자기가 속해 있는 대학에서의 첫째 의무는 "교육이다"라는 사실을 무시하는 경우가 허다하다. 실제로 승진과 연봉이 연구업적에 의해 결정되는 것이 현실이기도 하다. 그러나 외국의 유명 학자들도 '우수 강의' 평가를 받는 것을 가장 큰 명예로 삼는다.

아무리 연구 논문을 훌륭히 쓰는 교수들도 교과서 혹은 일반인을 위한 교양서적의 집필에는 전혀 다른 능력의 한계를 보일 때가 많다. 언어가 가지고 있는 종합적 의미 전달의 속성, 즉 다른 차원의 구사 능력이 부족하기 때문이다. 분석 능력과 객관적 수리 판단의 능력과 종합적이며 직관적인 판단 능력은 별개로 나타나는 경우가 흔하다.

다시 말해 주어진 계산 능력과 주어진 법칙 안에서 데이타의 분

석과 그에 따른 과학적 해석은 주어진 법칙 내에서 훌륭히 소화
해낼 수 있지만, 그보다 더 너머에 있는 인간 본연의 면밀하고 종
합적인 세계를 보는 능력에는 닿지 못하기 때문이다.

따라서 간혹 안면이 있는 교수 중 여러 교수가 모여 교재를 만드
는 과정에서 10여 페이지 정도를 만드는 데도 그토록 어려움을
호소하며 "못해먹겠다"는 극단적인 표현을 쓰는 분도 보았다.
다른 차원의 능력 문제라는 사실을 간과하는 것이다.

다음의 구절은 엊그제 일간지를 보다가 눈에 들어온 대목이다.
**"문제는 금융 지식인(bean counter)들이 어떤 상황에서든 숫
자만 만지작거리면서 비용, 매출 운운한다는 것이다. 이들은
좌뇌형 인재들이다. 학교의 최고 우등생, 최고 수준의 아이큐
(IQ), 분석적·계량적 사고를 하는 인재들.**
**내가 불만인 건 이들에게 상상력이 없다는 것이다. 숫자에 매
달리지 않고도 흐름을 포착하는 능력, 직관적으로 상황을 파
악하는 능력이 없다. 조직원들에게 비전을 제시하거나 열정을
불러일으키지 못한다. 그것이 나의 불만이다."** [6].

또 하나의 사례를 들자.
하버드대의 한 심리학 교수는 학교 교육에 있어서 학교 지식과
실제 경험 간의 단절 현상을 다음과 같은 예를 들어 말한다.
"미적분학에 능통한 MIT 학생들조차 막상 이를 물리학에 응용하
려고 할 때는 속수무책인 경우가 많다."
수학이 무엇을 '전달'하고자 하느냐를 배우지 못하고 그저 전달

언이로시의 수학으로 받아들이기 때문이다. 그들은 총명하다고
는 하나 반만 아는 헛똑똑이에 불과한 것이다. 그들은 사실을 습
득했지만 그것의 의미는 상상해내지 못했다는 결론이 나온다.
'알기'와 '이해하기', 그리고 상상과 실재를 분리시킨 교육은 그
들의 총명한 머리를 한쪽만 쓰게 만들었다.

상상으로 꾸며낸 허구는 사실 이상의 것이다. 왜냐하면 창조의
과정이 개입되었기 때문이다.

우리가 감각기관을 통해 직접 받아들이는 것들, 즉 일출과 일몰,
나무, 사진, 종이 위에 휘갈겨 쓴 글씨들은 실재가 아니다. 좀 더
정확히 말하자면 그것들은 자체만 가지고는 우리에게 실재가 될
수 없다. 우리가 '이해'를 창출하기 위해서는 이런 것들을 '상상
력'을 빌려 해석해야만 한다.

종종 지은이가 논문을 출판하기 위해 출판사에 논문을 제출하여
심사를 받는 경우 전체를 보지 못하는 프로그램화된 심사자들
의 심사 결과를 받는 경우가 많다. 분석적이며 계량적이면서 틀
에만 얽매어 논문의 다른 면은 보지 못하고 심한 비판을 일삼는
사람들이다. 이러한 심사에서 얼마나 공정하고 객관적인 판단이
나오는지 한 번은

**똑같은 논문을 외국의 유명 출판사에 3년여에 걸쳐 3번을 제
출한 바가 있다.**

그 심사 결과들은 어땠을까?

놀라지 마시라. 각기 전혀 다른 평가를 받았다.

세 번의 심사 결과를 제3자가 보면 같은 논문에서 나온 심사들이

라고는 전혀 인식하지 못할 정도의 완전히 다른 심사 결과들을 받았다. 심사 대부분은 객관적 판단을 잣대 삼으면서도 자기 기준에 맞게 논문을 손질하라는 강요 아닌 강요가 주를 이룬다. 쉽게 말해 자기의 입맛에 맞게 고치든지 아니면 포기하라는 것이다. 심지어 자기에게는 이러이러한 해석은 불편을 준다든지 하면서. 이러한 흐름은 객관성을 빌미로 우리와 같은 학자들 간의 책임으로 전가시키는 출판사의 상업성과도 직결된다. 반문할 것이다. "워낙 훌륭한 연구 논문을 쓴다면 그러한 비판은 없을 것이다"라고.

과연 그럴까?

노벨화학상을 받은 프랑스의 유명 화학자의 저서를 읽다 보면 이분이 논문을 출판하기 위해 얼마나 많은 심사자들로부터 인격 모독에 가까운 비판을 받았는지 적나라하게 나온다. 별것 아닌 것을 가지고 뇌가 고정된 좌뇌형 인간들이 거들먹거리고 있다는 것을 일깨우기 위해 심사 결과를 공표해버린 것이다.

자, 이제 이미 자식들의 대학 입학 경쟁이 끝났거나, 현재 진행 중이거나, 아니면 앞으로 대면할 대한민국의 어머니와 아버지들에게 호소할 차례이다.

사실 대학 입시를 좌우하는 시험들은 객관적 사실을 빌미로 계량적이며 분석적인 문제가 주를 이룬다. 따라서 좌뇌형 인간형에 맞는, 즉 계산 능력이 뛰어난 학생에게 절대적으로 유리하다. 심지어 주관적이며 창의적인 학문의 영역인 국어 문제 역시 수

학식 답을 요구하는 경우가 많다. 따라서 문제에 나오는 '시'를 쓴 작자가 제시된 문제를 풀었을 때 요구되는 답을 찾지 못하거나 다른 답을 찾는 황당한 경우가 종종 매스컴에 등장하기도 한다. 국어 문제에 있어 고르기식 객관식 답을 묻는 것 자체가 국어를 모독하는 행위가 아닌가. 왜냐하면 개인의 능력에 의해 주어진 다섯 개 모두 답으로 제시될 수도 있으니까. 그것이 진정한 인간의 능력이 아닐까고 반문해본다.

이러한 꾸며진 게임—주어진 문제의 유형에 의해 답이 정해진—때문에 그 숱한 학원들이 난립하며 공식에 의해 정해진 답이 당신들의 운명을 좌우한다는 구호 아래 거대한 지하경제를 구축하는 것이다. 나라 전체 GDP 몇 퍼센트를 허상의 경제에 지불하는 우리의 현실이 무섭기만 할 뿐이다.

어머니들이여 그리고 아버지들이여!

조급하게 생각하지 마시라. 진짜 게임은 대학에서 혹은 사회에서 시작된다. 학연(대학)과 지연 그리고 인연에 의해 자식 인생이 좌우된다는 우려는 '자신감의 결여'에서 나온다. 부디 자식들의 능력을 믿고 기다려 보는 참한 어머니, 아버지가 되어주시기 바란다. 자식들을 위하여 다음과 같은 문구를 자식의 책상 앞에 붙여주기를 바란다.

"책만 열심히 읽어라. 그것도 장편소설과 묵직한 역사소설을. 그리고 일주일에 하루 만이라도 스마트폰을 꺼라. 그러면 너

를 큰 인물로 인도할 것이다!"

그렇다면 자식을 기르는 나는 어떤가?
상상에 맡기겠다.

4장

3차 전쟁: 방사선 폭격

1. 방사선

9.28 방사선치료에 대한 첫 진료를 받는 날이다. 오늘은 버스를 타고 가보기로 하였다. 남부터미널로 가서 지하철을 타고 병원에 도착하는 길이다.

08:55 버스 출발.

10:00 터미널 도착.

10:30 병원 도착.

11:05 방사성 종양 진료.

 5주 동안에 걸쳐 일주일에 다섯 번씩 총 25번의 방사선치료.

11:35 가슴 촬영. 방사선 쪼임 영역 표시.

　　첫 방사선치료일: 10월 10일.

방사선치료는 매일 받아야 하기 때문에 천안에서 병원으로 다니는 것이 어렵다는 판단에서 요양병원에 입원하기로 하였다. 삼성역 근처에 있는 요양병원을 방문하여 병원 분위기를 살펴본 후 입원 절차를 밟았다. '인숙'은 방사선치료에 상당한 불안감을 갖는 듯하다. 안쓰럽다. 일주일 내내 입원해 있는 것도 힘든데, 그렇다고 왔다 갔다 할 수도 없고 진퇴양난이다.

저녁식사를 한 후 혼자 조용히 맥주집에서 내일을 위해 정신을 가다듬었다. 맥주를 마시면서 정신을 가다듬다라고 하니 왠지 쑥스럽기만 하다. 물리학 교재 집필 구상에 몰두하였다.

10.3

서늘해졌다. 연구를 위한 실험 제안서를 작성하기 시작하였다. 동시에 물리학 교재도 집필해야 하고. 정신이 없다.

저녁엔 둘이서 KTX역까지 산책을 하였다. 밝은 달이 떠올라 우리를

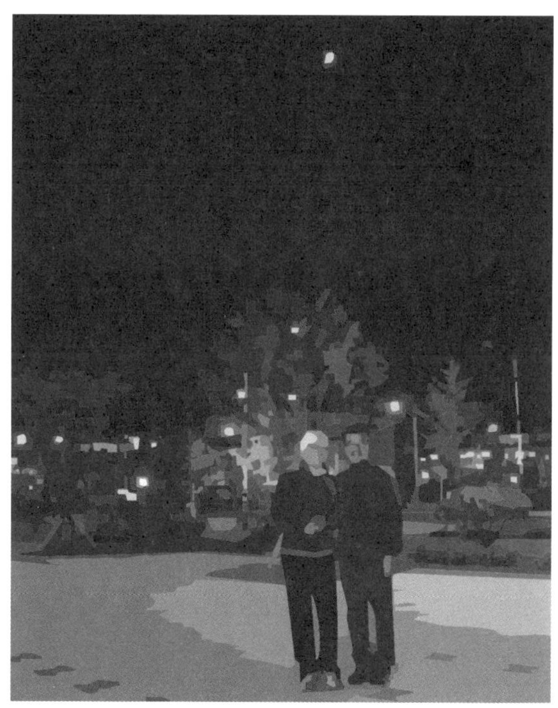

[그림 4.1] 밝은 달과 함께 산책하는 우리.

반겼다. 하늘을 쳐다보아야 달의 존재를 인식할 수 있다. 문명의 이기인 전깃불이 없다면 저 달빛이 온 대지를 환하게 밝혀주고 있을 터이다. 그 아스라한 달빛과 밤공기 그리고 어스름에서 우러나는 고요함이 그립다.

'인숙' 아프고 난 후 여러 사람들로부터 많은 도움을 받는다. 그중에서도 '인숙'이와 가깝게 지내는 두 분의 친구들이 정신적으로 큰 위안을 주고 있다. 그저 고마울 뿐이다.

2. 1주차 방사선치료

10. 10 '인숙' 오늘 입원한다. 안개가 짙게 깔린 아침이다. 점심 후 1시경 해당 병원으로 출발하였다. 그리고 16:20 방사선치료를 받고서는 병원 동산에서 살며시 산책하였다. 17:35 드디어 입원 예정인 병원차를 같이 타고 입원병원까지 갔다. '인숙'을 뒤로하고 혼자 나왔다. 무거운 발걸음이었다.

달이다.

*본 일기는 앞에서 실제적인 기록의 예로 보여준 바가 있다.

○ 달이다. '인숙'과 헤어져 돌아오는 길에 왼편 어깨 너머로 달이 떠엉 올라있더라.

'인숙'과 헤어져 돌아오는 길에 왼편 어깨 너머로 달이 떠엉 올라 있더라.

의식이란 흐름이 달을 붙잡고 '살아 있음'에 '사랑하는 이'와의 뜨거움을 금세 쏟아낸다.

'게(암)'와의 전쟁이 결국 자기와의 내면의 투쟁이면서 '외로움'

과 '바깥' 과의 어울림 아니런가.

그리고 그 '외로움'과 '바깥'의 중간이 '나, 창범'이가 아닌가 싶다.

'인숙'아.

싸한 초승달과 그 푸르스름한 달빛에 조용히 흐르는 얇은 구름
이 나의 '의식'을, 나의 '의식'이 과거와 현재 그리고 내일로 달
려가게 한다.

내가 아무리 '인숙' 자체의 '외로움'으로 들어가려 하여도 그것
은 불가능한 법.

자기 내면의 세계는 항상 '자기 것'이면서 종종 달아나기만 하는
자기와는 반(反)하는 이중 거울이다.

그래서 '자기'는 없다.

'암'과의 투쟁은 그래서 없는 자기(自己)를 찾는 여정(旅程)이다.

바닷가 하얀 모래 위에 나 있는 그 하얀게의 발자국을 깨끗이 씻
어내는 바다 포말의 자기를 찾는 그 여정.

'자기'를 찾고 달을 찾는 이 길은 결국

내가 너가 태어난 어머니 자궁(子宮)을 더듬는 여정이 아니런가.

이제,

그대 '인숙'은 진실로 오랜만에, 아니 처음으로 자기를 찾는 여
정의 기회를 얻었다.

자기를 찾는 순간 자기를 잃고

'암-게'와의 전쟁에서 승리할 것이다.

그때 진정한 '븜範'을 보고, 안을 것이고 읽을 것이다.

그 내면의 심(心)을.

짐을 싸면서 ‘우억’하는 ‘그 감정’이 그대 가슴속으로 휘익 지나
갔고, 그래서 허뜩 자기(自己)를 보았는지도…….
어젯밤, 아니 오늘 새벽꿈을 꾸면서
훤한 일출봉 자궁을 뚜렷이 보았었다.

아! 그것이 저 휘영청 달일 줄이야.
아! 그것이 그대 외로움의 핏줄이었음을,
이제 안다.
‘의식’의 ‘자기’는 자기의 세계를 만든다. 만들어야 한다.
그 자기 세계는 영원한 자궁의 빛이다.
‘의식’의 흐름 속에서.
왜? 눈물이 나올까?
이 눈물은 아마도 자기가 만들고 싶은 자기의 세계를 갖고 싶어
서일 터.
‘인숙’,
그대의 ‘세계’를 만들라. 남들이 만들어놓은 허상을 쫓지 말고.
그래 ‘창범’과 잠깐 떨어져 자기의 여행[世界]을 만듦이 의식의
창조 아니던가.

의식이 슬픔을 가져오려고 발버둥쳐도
그대 투쟁하고 있을 동안
나 역시 ‘나’와의 투쟁을 하마.
슬픔이 저 달 속에 스며들고 그으윽한 ‘너’와 ‘나’가 합일(合一)이
되도록 물리학 교재에 집중하련다.

그래, 이제 그 의식이 '마음'으로 바뀌면서 차분해지누나.
달을 보면서 집에 들어오니 '인숙'은 없고…….
그러면서도 모든 것이 익숙해지리라.
무서운 것이 현실에의 의식의 재빠른 타협이다.
그게 삶이라고 하면.

끊임없이 '의식'을 채찍질하며 글을 만들다.

10. 11 몇 번이고 밤중에 깨어나기를 반복하다, 6시 15분경 일어나왔다. 6시 반경 '인숙'으로부터 전화가 왔다. 막내 일어났는지 그리고 내가 제대로 아침 준비를 하는지 확인하기 위해서다. 그 모성애야 어딜 갈라구.

오늘은 4시 10분경 치료를 받았다고 했다. 그러면서 요양병원에서의 생활은 지낼 만하다고 한다. 특히 같은 처지의 환자들이라 금방 친해지면서 서로를 위로하고 다양한 경우들에 대하여 많은 얘기들이 오간다고 한다. 고통을 받거나 받는 사람들만이 고통을 안은 사람들을 위로해줄 수 있는 법이다.

10. 12 어젯밤도 몇 번이고 깨었다. 5시 45분경 일어났다. 밥하고, 잡채 데우고, 생선 구워 아침을 준비하였다. 7시경 '인숙'으로부터 전화가 왔다.
목소리가 탁하다. 잠을 제대로 못 잤나 보다.
오전 내내 일본에서 수행할 실험 제안서를 작성하였다. 그러고는 교재 집필에 들어갔다. 영어와 한글을 번갈아 써가니 뇌가 헷갈리는 것 같다.

두 달 하고도 일주일 만에 월봉산과 마주했다.

감회가 새로웠다. 오늘은 '별'이가 병원에 찾아와 저녁을 하고선 병원 근처를 같이 산책했다고 한다. 좋은 일이다.

10. 13

학교에서 강의를 하고 남은 시간엔 교재 집필에 몰두하였다. 오후 들어 실로 오랜만에 수철리에 가보았다. 무성한 풀들이 이제 가을 색을 띠며 마지막 몸부림을 치고 있었다. 나무들도 여름 한철 물을 먹어서인지 무척 자라나 있다. 풀들을 없애면서 어느 정도 정리를 하였다. 감이 탐스럽게 익었다. 따왔다.

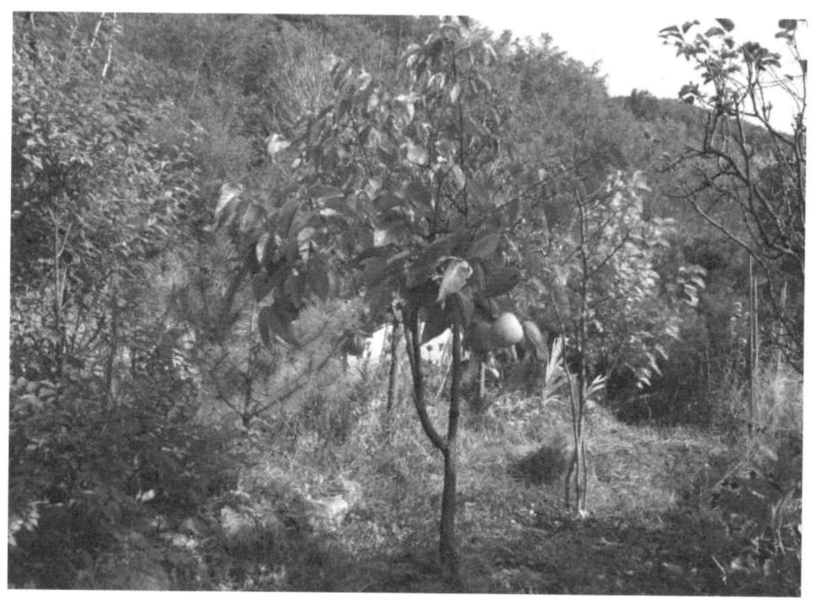

[그림 4.2] 수철리에서 자라난 감. 풍요로움을 준다.

3. 2주차 방사선치료

10. 17 어제 잠시 '인숙', 집에서 쉬고 선 오늘 다시 병원으로 가는 날이다. 방사선치료 2주째가 시작되었다.

08:03 출발.

09:40 도착.

10:00 암 프로그램 참석.

나는 그동안 커피숍에서 커피하며 시간을 보냈다. 점심은 병원 근처에 있는 조그만 식당에서 하였다. 오후 2시경 방사선치료를 받았다. 암 교육센터 휴게실에서 잠시 휴식을 취하고서는 '인숙'은 병원차를 타고 다시 요양병원으로 갔다.

섭섭한 마음이 천근처럼 내려앉았다.

오늘도 집 앞 단골 맥주집에서 '인숙'을 그리며 마음을 달래었다.

일주일 지나 이주가 싸한 태양이 흐르는 바람을 타고 시작되었다.

'인숙'은 그 병원에 있고.

이제 난 '인숙'을 붙잡으려 의식을 사로잡으려 예의 그 생맥주집에 와 맥주를 대한다. 오늘은 프라이드치킨과 함께다.

金土日. 후떡 지나가누나. 그 시간의 흐름은 멈춘 것 같으면서도 순간 이동을 하는지 무심코, 그래 무심코 되돌아보면 저 먼치서 그림자조차 까마득하게 길게 깔려 있곤 한다.

이제 우린 원초적인 月(달빛)도 火(초롱불, 별빛)도 水(시냇물)도 木(나무)도 잃어버린 것일까?

무의식적으로 그토록 수철리에 매달렸던 것이 결국 月火水木을 찾기 위한 몸부림이 아니었던가?

'인숙',

종종 꿈속에서 하늘에 별자리를 만들고 뚜렷이 그 별들이 내 마음 되어 나타나곤 한다. 그리고 그 별들을 붙잡으려 할 때면 어김없이 그 별들은, 그 별자리들은 묘하게도 인간이 인위적으로 만들어놓은 모형으로 변해버려 그 꿈속에서도 실망하곤 한다.

왜일까? 마치 투명한 용지에 별자리를 그려 만들어 하늘에 올려놓는 그 현상은?

왜? 순수한 하늘의 별들과 은하수는 나타나지 않고 인위적인 그림으로 투영되는 것일까?

아마도 나의 욕심이 지나쳐서일 거다. 하여 깨고 나면 아쉽고 또 현실과 혼동을 하게 된다. 또 있다.

'프랑스어.' 고등학교 때 그토록 처절하게 공부하여 어느 정도 경지에까지 다다랐었는데, 나이 먹어 그것이 억울했던지 현실과 꿈이 혼동되는 진짜 같은 꿈이 나타나곤 했다. 달달 외웠던 프랑스어 참고서와 함께. 퍼뜩 실제적으로는 몇 년 전까지만 하더라

도 단어들을 모두 외우고 있었는데 근래에 잊어버린 듯한 착각에
휩싸이게 되고 무언가 긴 아쉬움이 뇌리에 계속 떠돌곤 하였다.

‘인숙’,
별들과의 산책을,
그렇지. 바다를 그대랑 산책하며 별들과 대화를 하고 싶다.
파도소리와 함께 그대를 안고 싶다. 파도소리.
어찌 보면,
함덕 바다를 안았어도 그대와의 내면의 대화가 되었을 텐데.
만든다.
시간, 여행, 동화 같은 집.
못 만드는 것은 월화수목이 따로 있어서일까?
‘인숙’ 과 ‘창범’ 이의 공명(共鳴)이 아니 되어서일까?
그 공명을 위해 투쟁하라고,
‘암’ 과의 전면전을 나린 것일까?
그래서 함덕 그 하얗게(white cancer)가 나린 것일까?

나린다.
아! 그래, 펄펄 나리는 눈을 보고 싶다.
月火水木에 雪(눈)을 보태야지.
나는 현재 1+3파전을 하고 있다. 1은 물론 그대 ‘인숙.’
3파전 상대들은 원자핵 연구, 분자발광 연구, 과학전문서적 집필
이다.
3파전 중 오직 책을 만든다는 것만이 나의 세계를 창조하고 독립

적으로 만들어갈 수 있다는 것을, 그리고 가장 경쟁력을 갖추고 있다는 것을 느낀다.

연구는 또 다른 자(者)들이 객관을 빌려 주관적인 판단을 내리며 나를 짓밟을 수, 아니 실제로 짓밟기 때문이다.

月火水木雪을 나랑 함께 안아주지 않을 건가?

'인숙' 씨.

그리고 窓戶紙(창호지)가 있는 門風紙(문풍지)에서

겨울의 따스한 冬, 雪, 夜.

그리하면 위대한 자궁이 탄생하지 않으련가.

두 잔이 들어가니 이거 원.

10. 18

'인숙'은 다시 그 전쟁통에서 지내고 있다. 입원한 사람들이 많다 보니 각자 개인적 행동으로 밤잠을 설친다고 한다. 막무가내로 늦게까지 TV를 보는 사람, 떠드는 사람 등. 우리나라 특유의 남 몰라라 하는 문화 덕이 아닌가? 그나저나 밤잠을 설쳐 걱정이다. 하루 종일 학교에서 교재 집필에 매달렸다. 저녁하고서는 혼자서 KTX역까지 산책을 하면서 공기를 마시고 하늘을 붙잡고 '인숙'의 건강을 빌어보았다.

4. 3주차 방사선치료

10. 24 저녁, 그 맥주집이다.

싸한 바람이 대기를 휘돈다. 버스를 타고서 돌아올 적엔 구름들이 대지 위에 덮여 안개비를 엷게 뿌리고, 횡횡 뒤로 달려가는 차량들은 먹구름이 되어 대기 바람을 짓누르고 있었다.

이제 일주 더하여 2주가 흘렀다. 그 마음 변치 않으려 그 카스를 찾았다.

월(月) 대신 풍(風)이라. 그리고 주(酒)?

그렇다! 광장(廣場) 속에서도 자기만의 밀실(密室)을 만들 수가 있다. 그러한 집단 안에서도 남 몰래 아니 자기만의 심(心)의 방을 만들 수가 있다. 그대가 그 병원의 그 소란스러운 방에서도 매트 하나 깔린 그 공간을 살짝 그리워하는 모습을 보고선 그대에게 얘기했었지만 30여 년 전 군대 재직(?)할 때, 휴가를 나오면 그 병영 내무반의 죄그만 내 공간이 그토록 그리워지곤 했던. 특히 여름이면 1인용 모기장을 설치하여 그 속에서 몸을 숨기는 듯한 착각에 마음이 놓이곤 했던 그 기억 말이다. 이제 나이를 먹어 그 기억들이 그리고 그곳이

'어머니의 자궁(子宮)'

이었음을 비로소 깨닫는다.

여행을 떠나 어느 호텔에서 머물 때, 비록 두 밤밖에는 안 잤지만 떠나오면서 머물던 그 방을 다시 한 번 돌아보는 애틋한 그 심(心)! 그것이 인생길이 아닌가 한다.

그렇게 스쳐지나가는 광장 속에서의 조그만 그 밀실들이 우리네 인생의 도(道)인 것이다.

'인숙.'

그대 수술하고 그 방에서 밤을 보낼 때 난, 그윽한 행복을 느꼈지.

커튼으로 가린 그 죄그만 공간이 곧 우리들의 밀실이었으니깐.

우린 함께 **어머니의 자궁 안에 있었지.**

하여,

인숙.

그러한 공간에서 깊은 책을 안고 깊은 심(心)을 심어봄이 어떠한고.

'창범'에게 채이고 애들에게 채이지 말고. 500cc 비웠다. 돈까스 먹는다.

나는, 아무래도 누구에게도 방해받지 않는, 평가를 받지 않는, 아니 많은 독자들로부터만 평가를 받는 책을 쓰는 것이 나의 길인 듯싶다. 이걸 몇 번씩 말하는지 모르겠다.

그대 아시는가?

옛날 호주 바닷가 갔을 때 숙소 이층 침대에서 책을 읽었을 때의 그 맛. 잊어버릴 수가 없다. 묘하게 천장 가까운 이층 다락방이 좋더라. 아니 '좋더라'라는 경험은 없고 항시 꿈뿐이다.

그 다락방이 나의 밀실이고 어머니의 자궁이며 그대를 기잎게

안을 수 있는 심(心)의 심연인 것을 나는 안다.

그러나 결국 맨날 헛바퀴만 돌린다.

그것이 인생이라면 할 말은 없다.

어젯밤, 아니 오늘 새벽엔 뭔가 불안했던지 또 묘한 군대생활 장면이 흘러가더라. 그럼에도 결국 그 꿈이 밀실에 대한 대화로 이어졌음을 깨닫게 된다.

그 잔인한 4월은 시간이 멈추어버린 진흙덩어리 같더니만 요즘은 또 그토록 빠른 풍(風) 같구나. 왜일까?

4월의 땅.

그리고 4월의 야생화.

그곳에서 생명(生命)을 보아왔음에도 그 4월에는 속수무책이었지.

득도(得道), 신(神), 다 허깨비다.

우주에는 법이 없나니 어디에서 마음을 구하랴

흰 구름은 하늘 가리개요 흐르는 물은 거문고 가락이로다

三界無法 何處求心

白雲爲蓋 流川作琴

성현 말씀대로 어디에서 마음을 구할까? 그 마음[心]도 사실은 없는데.

인숙! 그대의 공포, 나는 결코 만져볼 수 없다.

그대의 불안, 그 心? 나는 결코 들여다볼 수 없다.

그 대신 그대 역시 나의 그 心을 볼 수는 없다.

그래서

한 곡 두 곡 불러보지만 알아주는 이 없고
비오고 난 밤 연못엔 가을 물만 깊구나.
一曲兩曲無人會
雨過夜塘秋水深

라고 한 성현의 말씀[碧巖錄]은 옳다.

인생은 외롭고 깊은 우물인 것이다.

인생의 그 깊고 외로운 우물에서 깊은 밤 보름달이 주는 빛의 향
연을 안아볼 수 있다면 삶은 풍족한 것이다. 그러한 풍요로움을
주는 문화가 흘러야 한다. 하지만 부질없다. 점점 단순 동물적으
로 흐르는 문화. 아니 이것이 어쩌면 인간의 자연스러운 흐름이
고 문화일지도 모른다.
그러면 나는 인간문화를 거스르는 이단자?
내일은 종일 수업이다. 내가 속한 이 조직을 위해 해줄 수 있는
일들은 많은데 점점 못하도록 조여든다. 안타까우면서도 아쉬울
때가 많다.

시대가 변했다?
아니 변한 적 없다.
모두 속임수다.

'스티브 잡스.' 어쩌면 인간성을 파괴하는 일등공신일는지도 모른다.
그 사람,
자연을 알았을까?

5. 4주차 방사선치료

10.31 어느덧 4주째로 접어들었다. 갈 것 같지 않은 시간은 뒤돌아보기만 하면 쏜살같이 달려갔음을 알 수 있다. 나이가 들수록 시간은 빨리 흐른다는데 어른들 말씀에 흠은 없는 법이다. 그 말씀들은 변하지 않는 진리를 담고 있으므로.

오늘도 의식(儀式)을 치르듯 저녁에 그 맥주집을 찾았다. 편지를 쓴다.

'인숙.'

네 번째다.

10월의 마지막. 서두름에 아침은 피식 가버리고

연구실로 들어와 의자에 앉아 창가를 바라보았을 때

비로소

가슴과 마음이 가라앉더라.

그렇게 인생이 서둘면 서둔 기운만이 감도나니

서둘지 말지어다. 서둘게 할 요인을 만들지 말지어다.

春이 그렇게 서둘러 가버리더니,

夏는 어떻고, 그러면
秋는 가을처럼 차분해졌는가? 그대여!

                    秋를 보니 벼[禾]가 있고 불[火]이 있구나.
              불타는 황금 벼밭도 이제 가고 없다.
간다 간다 우리를 밀쳐내며.

내 그림자는 어디로 가고 있을까?

땅[土], 새[鳥], 눈꽃내음[雪花香] 그리고 하늘거리는 바람[送風].

이 冬이 지나고 春이 오면 그대랑 서둘지 않고
차분히 땅을 밟고 새 생명 솟아남을 만지고
살구꽃내음[杏花香]을 맡아보리라.

맑은 마음 만 가지 걱정 잊게 한다나.
澄心萬慮忘

보라. 마음[心]이 얼마나 박혀 있는지.

記憶.
꿈.
바램.
이 모든 것이 그저 마음의 작동일까?

순간순간 기쁨과 절망, 분노가 맥주 거품으로 솟아난다.
Beer break ! 7시 19분.

'인숙!'
오늘 따라 말이 안 나온다.
그대랑 같이 그곳엘 가지 않아서일까?
이건 진심이다. 그 병원에 가면 오히려 편안함을 느낀다.
그대를 보호해주는 가장 든든한 안식처일 터.
그러면서도 나에게는 휴식도 주고 그대를
더욱 껴안을 수 있는 소중한 공간이기 때문이다.

마음의 작동이 自己를 결정한다.
아! 나는 그곳 식당도 좋은데,
그대에게도 사랑스럽게 접근하는 '터' 인데도
이상하게 거부를 하더라.
그래서 우리 모두는
자기만의 宇宙를 갖고 있다.
서로 침범하지 못하는 자기만의 밀실(密室).

내가 그대에게, 가족에게, 뭇사람들에게 그리고 사회에 대해
보이는 부정적인,
그 천박한 행동과 心의 표출은 무엇일까?

내가 숨쉬고 살 만한 공간은 없는 것일까?

눈이 없고, 귀가 없으면 살 만할까?
아니 心이 없으면 모든 것이 해결이 될 터!
결국 空 아니 無인가?
흙으로 돌아간다 하여도 空도 無도 아닌데,
그럼 무어란 말인가?
남은 시간의 인생에서 仁淑은
어찌 달려가고, 쉬고, 자기를 만들 것인가?

피곤하여 곤히 잠자는 그대의 숨결이 곧 희망이려니.

6. 5주차 방사선치료

11.7 드디어 방사선치료 마지막 주에 접어들었다. 처음 시작할 때에는 까마득하게 보이더니 또 이렇게 금방 시간은 간다. 맨날 시간의 빠름에 투정이 나오는 것은 나이 먹음에 대한 삶의 고단과 덧없이 시간을 보냈나 하는 후회스러움이 교차되기 때문이다.

오늘도 어김없이 나의 맥주집을 찾았다. 저녁 7시다.

'인숙!'

달이 포근하게 스며 나와 나를 지켜보더라. 그리고 달의 동쪽 편에선 하얀 별이 손을 들고 인사하더라.

마지막 다섯째 주. 그 시작 날이 지나간다.

어느덧 이곳에 와 맥주 쓸어담는 것이 낙(樂)이 되었다. 그 낙은 그대와의 대화가 이루어지기 때문이다.

한 모금 기일게

그리고

두 모금 **기잎게** 마신다.

역시 좋다.

그대가 사다준 신발이 무척 따스하고 정갈하다.

아! 그래 창(窓).

바라보는 창.

투영되는 창.

호주 있을 때 애들이 쓰던 방에서 뒤뜰을 바라보던 그 창이 좋았었지.

그토록 창이 좋아 그 창이 주는 마음의 세계를 만들어보려고 했는데 아니 되었다.

그래도 아파트 베란다에 앉아 투박한 창을 대하는 것도 행복일 터!

욕심(慾心) 부리지 말아야지.

창(窓)에도 심(心),

욕심(慾心)에도 心心이구나.

그렇다.

이 우주(宇宙), 이 세상 모두 心의 투영이지.

信心不二 不二信心

믿음과 마음은 둘이 아니고

둘이 아님이 곧 믿는 마음이라 한다.

더 心의 세계를 진하게 만들려고 뇌가 이 맥주집으로 인도한다.

그러지 아니한가, 그대여.

다시 물리학 책 쓰는데 보람을 느낀다. 나의 진면을 이제사 본다.

책 많이 읽은 놈한테 당할 수 없지.

의식, 의식 있는 행동이 중요하다.

특히 나이 먹어 껌벅껌벅하는 시기에는.

자기만족.

삶은 오직 자기만족으로 가득하다. 알파요 오메가다.

자기만족, 결국 모든 게 자연의 섭리이고 진화의 그림자에 불과하다.

그 자기만족을 위한 터전과 공간과 시간은 실상 완벽하게 마련한 셈이 아닌가.

자기만족의 실체가 무엇인지 스스로 성찰하는 그 지난한 몸부림이 부족한 것은 아니었는지.

그리고 그 자기만족에서 너무 피상적인 색깔만 쫓아온 것은 아니었는지 살펴볼 일이다.

그대

'인숙',

그대가 진정한 자기와 자기만족과 그 속에 자리 잡은 진리를 보았으리라.

그 '게'의 출현과 함께 다가온 그 공포,

그 아픔의 동굴에서 무엇이 人生인지, 자기가 무엇인지,

그대는 알았으리라.

그대는 안았었으리라.

말[言]과 글[語]로는 표현하지 못하는.

그러면서도 퍼뜩 고개 들어 밖을 보면

밖은 처절한 현실의 냉벽(冷壁).

그대에게 전화를 건다.

허걱! 즐거운 저녁 시간을 갖고 있구나.

기뻐라.

순간의 즐거움. 자기만족.

혼자가 아니라는 것.

그래서 살 만하다고 느끼는 것.

그것이 또 현실의 온벽(溫壁)임을.

그게 인생이려니.

무슨,

조금만 마시고 가라니.

11. 11

마침내 오늘 방사선치료가 끝났다.

'게'의 출현 이후

그 '게'를 박멸하기 위해

수술,

항암치료,

방사선치료

등으로 중무장한 채 전쟁을 벌인 지 6개월.

412 '게'의 출현 이후 7개월.

인생이 달라지는구나 하고 되뇌이던 것이 7개월 전이란 말인가?

무기를 들고 싸우는 '게'와의 피나는 전쟁은 일단 끝났다.

지금부터는 자신과의 전쟁이다.

'게'가 기웃거리지도 못할 울타리를 쌓고 우리들의 행복을 유지하는 것은 이제 온전히 우리들의 몫이다.

제2차 전쟁은

건강 식단,
적당한 운동,
건강한 정신,
스마트한 생활

등으로 무장하여 임해야 한다.

11. 13 일요일이다. 안개와 구름이 뒤범벅이 되어 아침을 만들고 있었다.

적당한 운동과 건강한 정신을 구현하는 데는 산만큼 좋은 곳이 없다.

오랜만에 둘이서 설화산을 올랐다.

그 봄, 그 봄에 몇 번 오르며 전쟁을 대비하기 위해 가슴과 마음을 다스렸던 곳.

치열한 전쟁을 끝내고서 겨울로 치닫는 시간에 내일을 위한 희망의 씨앗을 뿌리려 온 것이다.

복숭아꽃을 접하고 그 순한 봄바람을 맞으면서 우리는 얼마나 공포에 떨었었나.

수술, 항암, 방사선치료 등으로 이어지는 '게'와의 전쟁에서 첨단 무기와 그 무기를 다루는 전문의들이 있었기에 이렇게 다시 그때를 되돌아볼 수 있다.

고마울 뿐이다.

11. 14 '인숙' 병원 프로그램에 참가하고 돌아왔다. 이 프로그램은 암가족이 건강한 삶을 이어갈 수 있도록 다양한 차원으로 지원하는 것을 목표로 하고 있다. 역시 고마운 일이다.

저녁에 다시 카스를 찾았다.

그냥 오늘은 삶의 흐름을 알아보려고 왔다. '인숙'은 집에 있고.

생의 흐름은 무엇일까? 바로 옆 자리엔 전혀 쳐다본 적도 없지만 젊은 삶의 한 쌍의 사랑이 흐르고 있다. 그리 흘러가다가 종착역은?

사랑.

종착역.

결국 모두 나의 몫이다. 그 몫을 나누기도 짊어지기에도 삶은 허락지 않는다.

그 412의 게.

1년의 반복! 야생화(野生花). 무엇을 볼까?

그 흐름을 보는 이가 과연 화(花)를 진정으로 안을 것이다.

하얀 모래 위에 갈지자로 길게 이어진

그 하얀게의 발자국엔 어떤 야생화가 피어날까?

1시간여에 걸쳐 이러한 짙은 생각 하지 않으려 논문 생각만 하고
또 쳐다보았건만 결국 돌아왔다. 심(深)의 뿌리[根]로.
근심(根深) 아닌 심근(深根).

무겁다고 목을 내밀든 누가 인정해주나.
아니지, 인정받으려고 하는 그 심(心)이 너무 가볍지.
넉[四] 잔째가 되어야만 그 마음의 깊은 우물인 심(深)으로 들어
간다.
'인숙.'
당신은 그렇게 살포시 몇몇 사람들과의 화음에서 가장 즐거움과
사랑을 받는다.
나는 당신의 장점을 안다.
그렇게 선(善)하게 작은 집단에서 사랑을 받고 자기의 정체성을 인
정받고 그래서 만족감을 얻는 그대의 그 참한 선율을 나는 안다.

5장

다른 전쟁: 갑상선

1. 다른 **게**의 암시

11.30 하루 종일 비다.

비가 올 만도 했다.

또 다른 '게'의 출현을 암시라도 하듯.

3시경 '인숙'으로부터 전화가 왔다. 병원 관계자가 갑상선 부근의 조직 결과가 좋지 않다며 몇 개의 혹들이 보이는데 갑상선 종(腫)으로 의심이 간다는 평가를 한다는 것이다. 검사 결과지를 보니 '젖꼭지 모양의 악성종양 가능성을 배제할 수 없다'는 코멘트가 있었다.

인숙 달래주다. 끝까지 같이 간다고,

내가 있다고 하면서 용기를 불어 넣어보지만 공포는 가시지 않는다.

다음 주 월요일 서울병원으로 가서 제대로 된 진료를 받아보기로 하였다.

그래, 이 '게'와의 전쟁 반드시 승리하리라고 몇 번이고 다짐을 해본다.

비가 하염없이 나리더니 인생길 또 굽이치는구나.

한바탕 전쟁을 치르고 이제 좀 쉬어야 하겠다고 했는데.

착한 마음으로 삭였던 그 마음의 응어리들이 결국 '게'로 나타나는구나.

아내여!

내가 있다.

마음잡고 나가야 한다면서도 누구에게 하소연할 길 없는 억울함이 빗줄기에 실려 무겁게 젖어 깔린다.

둘이 살 부대끼며 살아온 지 이제 겨우 23년인데 편한 길 주지 않는구나.

남아 있는 인생길은 얼마인지 모른다.

얼마인지가 아니라 어떻게 굴곡이 지며 꺾어져 있는지,

가다보면 낭떠러지는 아닐는지 도시 종잡을 수가 없다.

붙잡을 나뭇가지 하나 없을는지도 모른다.

아무리 인생길 바뀌었다 해도

이 세상은 아무 일도 없었다는 듯이 그렇게 흘러간다.

글쓰기에도 지치다.

오늘이 11월 마지막 날이었구나.

12. 2 어제에 이어 오늘도 심포지엄 장소에서 보냈다.

한국에 구축될 예정인 중이온가속기시설의 과학 프로그램에 대한 외국 저명전문가 초청 발표와 토론을 위한 자리이다. 본래 나의 진짜 전문 영역이라, 모든 것이 정리되며 앞으로 어떠한 방향으로 갈 것인지 그리고 저 외국 전문가들이 제시하는 것이 무엇을 의미하는지 훤언히 들어온다.

그러면서도 한편으론, 지치고 지루하다. 언뜻언뜻 '인숙' 일을 생각하면 가슴이 아파 집중을 못하겠다.

도대체 '인숙' 인생은 어디로 가는 것일까?

2. 갑상선

12. 13 오늘은 수술 후 6개월이 지나서 받는 첫 진료일이다. 그리고 방사선 진료는 물론 갑상선에 대한 정밀 진료일이기도 하다. 집을 나선 지 한 시간 반쯤 되어 병원 주차장에 도착하였다.

빽빽이 짜인 진료 시간에 맞추어 차례대로 진료를 받아 나갔다.

10:10 방사선 종양과.

11:10 유방암 센터.

11:40 갑상선 진료.

12:30 영양 교육.

먼저, 방사선 종양과.

방사선에 의한 치료는 양호하게 진행되었고 이상이 없다는 진료 결과가 나왔다. 그리고 유방암에 대한 진료에서도 아무런 이상이 없다는 판정을 받았다. 다행이다. 다시 6개월 후 정기 검진 및 진료를 받게 된다고 한다.

마지막으로 운명의 갑상선 진료.

밖에서 대기하면서 얼마나 마음 졸였는지 모른다. 드디어 의사와 대면하였다. "'암'은 아닌 것 같습니다. 너무 걱정하지 마십시오. 더 정밀한 판단을 위해 피검사 및 세포검사를 하고 2주 후에 다시 진료하겠습니다."

일단 가슴을 쓸어내렸다. 하지만 불안감은 가시지 않는다.

12.27 갑상선 진료일이다.

진단 결과는 "'암'은 아니다"로 나왔다.

그러나 갑상선 쪽에 혹들이 많은데 악성 종양은 아니나 그중 한 개가, 크기가 약 3.3cm인, 세포의 이상 징후(비정형 세포)가 보이니 6개월 후 다시 검사하자고 한다. 당연히 해야지.

기인 안도의 숨을 내쉬며 문을 나섰다.

병원 근처 식당에서 '청국장'으로 점심하였다.

천국과 지옥이 따로 있는 것이 아니다.

3. 서설(瑞雪) 1

1.1 이제 다시 한 해가 시작되는가.
밖은 잔뜩 흐렸고 대지 위엔 안개가 구름과 섞이어 하늘로 이어졌다.
아홉시 반경이 되니 눈이 나리기 시작하였다.

눈이 나린다.
함박눈이다.
이름하여 서설(瑞雪).

이 상서로운 눈[雪]이 '인숙'의 건강을 지켜줄 것이다.
저 하얀 눈송이가 '암'을 이기는 마음의 뿌리이려니.
베란다에 앉아 난로를 켜고선 雪을 바라본다.
그 心이 무한한 희망과 평화로움을 준다.
좋은 날이다.

어제는 '인숙'이가 나를 위해 '쉐터'를 선물했다.
언제부터인가 무언가 부지런히 짜더니만 어제 완성한 것이 나의 조끼

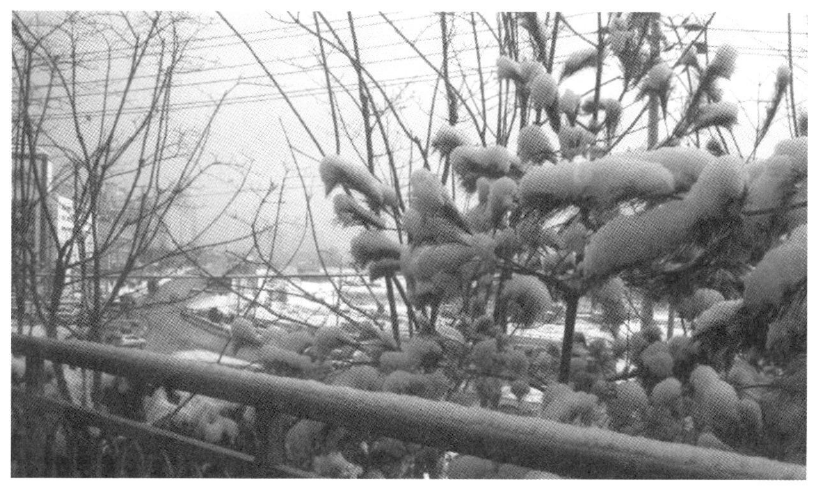

[그림 5.1] 베란다 창가에 투영된 눈. '게'를 물리치는 상서로운 눈이리라.

쉐터.

그 따스한 마음이 그대로 배여 지금도 나의 가슴속을 흐르고 있다.

영원히 흐를 것이다.

눈[雪]이 많이 내려앉는다.

봄이 오면 꽃이 핀다고 한다.

그리고 사람들은 그 화려한 모습을 보며 감상에 젖는다.

그러나 나는 겨울나무 가지에서 그네들의 생명을 보고

그곳에 내려앉은 눈[雪]을 통하여 나무들과 영원의 대화를 한다.

봄이 되어 기지개를 켜면

그때 비로소 눈[目]으로 그네들의 향을 맡고

코로 그 숨결을 더듬는다.

땅을 스치며 휘익 불어대는 그 봄바람을 가슴에 안으면서.

낳은 눈이 내려 쌓였다.

"삼계가 오로지 마음일 뿐이고 일체의 만유는 오직 의식일 뿐

(三界唯心 萬法唯識)

이라고 했는데

그대들은 어떻습니까?

저 나리는 눈송이들은 그대들의 마음 안에 있소이까?

아니면 마음 밖에 있습니까?"

6장

또 전쟁: 폐렴

1. 징조

1.27 아침에 눈이 내리더니, 구름이 종일 하늘을 잔뜩 가린다.

"보시다시피 오른쪽 폐 밑에 하얀 반점이 크게 나타나 있습니다. 공기가 통하지 않는다는 것으로, 원인은 모르겠습니다. 진료를 받고 있는 서울 병원으로 가보시기 바랍니다."

집 근처 병원 의사는 엑스레이 사진을 보면서 심히 근심스러운 모습으로, 아니 놀라는 표정으로 말했다. 412 그날 그 젊은 의사가 하던 그때처럼.

내가 보더라도

"저것은……."

아! 또 다른 '**게**'의 출현이라는 말인가.

지난 1월 초부터 '인숙'은 이상하게 아파했다. 특히, 추워하며 밤이면

밤마다 기침과 가래를 뱉어내곤 했다. 한밤중에 일어나 괴로워하는 '인숙'의 등을 두드려주며 공포에 휩싸이는 나날들이 이어졌다.

그럼에도 왜?
우리는
병원에 안 갔을까?
아니, 가지를 못하였다.
공포 때문이었다.
'게'의 **재출현**에 대한 그 가공할 공포.

'인숙'이의 그 공포를 알기 때문에 나는 감히 병원에 가보자는 애기조차 못하였다.

병원에 입원했을 때 세 번째 암수술을 받으러 온 환자분이 있었다. 그 당시 그분은 방사선치료를 한 결과 자기가 폐암에 걸렸다는 것을 거의 확신에 차면서 강조를 하였었다. 따라서 그 기억이 우리도 방사선치료에 따른 방사선에 의한 폐암일 수도 있다는 공포감을 안겨주었고, 그 공포감에 의해 우리는 서로 이야기는 못하고 무거운 침묵만을 삼킨 채 4주 가까이 지내온 것이다.

어제만 해도 기침하며 괴로워하고 두려움에 휘감기는 '인숙'을, 쳐다보기에도 지쳐 결국 혼자 그 맥주집으로 가서는 괴로움을 삭였었다. 이제 나 역시 두려움에 갈피를 못 잡는 것이다. 조금만 찬바람만 맞아도 금세 탈이 나는 '인숙'을 생각하면 밖으로의 출입은 엄두도 나지 않아 거의 집에서 보내다보니 정신적인 스트레스는 점점 커져가기만 했다.

1. 23 이제 저녁 7시 40분이다.

별, 우주, 애들 목소리가 명랑하게 들려온다.

'인숙' 도 애들과 함께 TV를 본다.

그러나

근 보름간 시름시름 아파오는 그 전달에

불안감이 큰 마음에서 편안할 리 없겠지.

흐른다.

마음도 시간도 무겁게.

침을 꿀꺽 삼키며 그 공포를 애써 외면한다.

그래,

외면할 수밖에 없다.

이 하얀 종이[白紙]에

일기를 쓴다는 것이,

마음을 그린다는 것이

人生이냐! 창범아!

내가 나를 부르노니,

뭉클하구나.

2. 응급실 야전에서

1.27 계속.

자, 이제 어찌해야 하나.

우선 서울 병원의 암교육센터 간호사에게 전화를 걸어 상담을 해보았다. 절차를 밟아 진료를 하기에는 시간이 걸리니 곧장 응급실로 향하는 것이 좋다는 의견을 주었다. 역시 경험이 중요하다.

앞뒤 잴 것 없이 곧장 차를 몰아 병원으로 달려갔다.

그러고는 응급실로 직행하였다.

암 치료를 위해 암센터로 갈 때면 항상 지나던 곳이 이 응급실 건물이다. 그때는 앰뷸런스 또는 급히 환자를 싣고 오는 차들의 행렬을 그저 무심히 쳐다보기만 했었다. 이제 우리가 이 응급실을 찾는 환자가 된 것이다.

'응급실'은 그야말로 〈보이는 광란의 전쟁터〉.

이와 반면에 암병동은 〈보이지 않는 침묵의 전쟁터〉.

그러고 보면 우리는 이 병원의 거의 모든 병동을 휩쓸고 지나가면서 전쟁을 벌이고 있는 것이 아닌가?

암병동, 본부병동 또 응급병동까지.
대단한 '우리'다.

자, 이제 보이는 전쟁터를 보자.
우선 눈에 들어오는 것이, 복도는 물론 모든 공간이 환자와 환자 치료를 위한 치료용구들, 간호사, 가족들 등으로 뒤엉켜 있는 모습이다. 그러면서도 무언가 조직적으로 그리고 체계적으로 진행되고 있는 유기체적인 모습이 들어왔다. 우리가 도착하여 곧바로 진료를 위한 절차에 들어가는데 어느덧 한 담당간호사가 나타나 심전도, 엑스선 촬영, CT 촬영 등이 이루어지도록 착착 진행을 하였다.
그리고 6시 반경-응급실에 온 지 4시간이 흐른 시간- 드디어 전문의 진료가 찾아왔다.
그러면 결과는?

'폐렴' 그리고
"'전이'는 아닌 것 같다"라는 진단이었다.
그리고 처방약을 일주일 복용하고 나면 폐렴증세는 감소할 것이며 그러면 다음 번 진료 시 그 감소를 확인할 수 있다고 한다.

그저 살았다는 느낌뿐!
얼싸안고 춤을 추고 싶은데 그러지는 못하고.
그러면서도 '인숙'은 아직도 불안한 감정을 감추지 못한다. 처방약까지 받고 나니 7시 30분. 어찌되었든 이 광란의 전쟁터에 들어와 전쟁을 벌인 지 5시간 만에 일단 승리를 거두는 쾌거를 이루었다. 그리고

기침과 가래의 원인을 알았으니 그에 따른 공포감은 이제 더 이상 없
다는 사실이 큰 위안을 주었다.
집에 오니 밤 9시 반.
기인 긴 하루였다.

지금 고백하건대 나는 '인숙'이의 엑스레이 사진을 보고 무척 힘들었
었다. 왜냐하면 방사선 영상(이미징)에 의한 암세포를 구분하는 전문
책자를 보니 폐에 암세포로 나와 있는 영상이 '인숙' 엑스레이 사진에
나와 있는 모습하고 비슷하다는 것을 알았기 때문이었다. 금방 책을
덮고 더 이상 보지도, 말하지도 않았었다.
'폐렴'이라는 진단을 듣는 순간
'아, 그럴 수도 있구나' 하고
가슴을 쓸어내렸다.

2.2 다시 병원. 엑스레이 촬영. CT 촬영.
검진 결과 하얀 부분이 확실히 엷어졌음을 확인할 수 있
었다. 그리고 2월 27일 정기검진 시 다시 한 번 확실히 확인하기로 하
였다. 더 이상 약은 필요 없다고 한다. '폐렴' 증세가 확실하다는 판단
때문인 것 같았다.

2.27 정기검진일이다.
흉부 엑스레이, 채혈, 유방 초음파 촬영, 뼈 검사, 복
부 CT 촬영 등이 쉴 새 없이 이어졌다. 그리고 우려했던 '폐렴' 증상은
이제 거의 사라졌다는 엑스레이 판독 결과가 나왔다. 아직 조금 남아

있기는 하지만 분명 '암'은 아니라는 확신의 판정이 나왔다. 그리고 한 달 후 다시 살펴보기로 하였다.

3. 서설(瑞雪) 2

3.5 밤새 잠을 설쳤다.
오늘 '인숙'이의 첫 관문을 두드린다.
'게'가 남아 있는지 없는지 판독되는 날인 것이다.
'인숙' 혼자 버스를 타고 병원으로 갔다.

연구실 창가를 통하여 밖을 보니 가는 비가 이제 살얼음이 살짝 끼어
부슬부슬 나리고 있었다.
진눈깨비,
이른바
서설(瑞雪)이겠지.
이 관문이 스스럼없이 열려 '인숙'을 맞이해주기를 기도해본다.

오후가 되니 비가 되어 대지를 흠뻑 적신다.
더욱 두꺼워진 비가 마음을 짓누른다.
4시 40분이 되었다.
아마도 조금 후면 진료 면담에 들어가리라.
가슴이 뛴다. 전화는 아니 오고.

참지 못해 전화를 하였다.
아! 경쾌한 목소리.
"이상 없대요!"
순간 눈물이 흐르다.
"아니, 그럼 곧바로 전화해야지!"
기뻐 울먹이며 축하해주었다.

자궁 그리고 어머니

2013년 1월 눈이 나리는 날에.

오늘도 많은 눈이 내려 쌓였다. 베란다 바로 앞에 서 있는 소나무에 조
용히 내려앉아 있는 하얀 눈의 모습에서 대기의 숨을 본다.

이럴 때이면 조선시대

눈발을 뚫고 들판을 걸어가노니

무릇 어지럽게 걷지 말지어다

오늘 아침 내가 간 이 길이

나중 사람들이 밟을 길잡이가 될 터이니.

穿雪野中去

不須胡亂行

今朝我行跡

逐作後人程

라고 한 선인[李亮淵]의 마음을 또한 읽게 된다.

‘암’이라는 공포의 물질적·정신적 대상을 **‘게412’**로 은유하여 험한 전쟁터를 묘사하면서 불안과 공포와 사랑으로 점철된 길을 걸어보았다. 아직 이 길의 끝은 모른다. 이 길을 걸으며 조용히 문학작품을 읽거나 감상하는 것도 ‘게’와의 전쟁에서 승리를 안겨주는 또 하나의 길일 것이다.
그래서 나는 문학을 사랑한다.

그러기에 한번 문학작품을 창조해보았다.
이제 나의 창조에 대한 심판은 독자의 몫이다.
두렵다.

그러나

문학작품,
구도의 길,
야생화,
비,
눈
등에 대한 실현과 감상도 사실
죽음에 대한 공포가 없을 때 비로소 가능하다.

2013년 6월. 여름이 보이는 길목에서.

뒤를 돌아본다.

'게'의 출현과 함께 그 '게'를 없애고자 하는 전쟁을 다루면서 한편으론 생명에 대한 강한 강박관념은 물론 그 와중에서 인간이 갖고 있는 다양한 심리적인 변화들을 맛보고 경험하였다.
한순간의 '암'의 출현이 결국 인간이 갖고 있는 정신적인 세계를 일시에 무너뜨리고 의식의 흐름과 '나'라는 존재성에 대한 회의감을 불현 듯 가져오게 하며 가족마저 붕괴시키는 그 파괴성에 전율을 느끼기도 하였다.

결국 생명체의 숙명.
죽을 수밖에 없는 원초적 길을 걷고 있음을 깨닫게 한 전쟁터였다.
이 전쟁을 통하여 현실적 자아가 강하게 성장해갔음을 이 자리를 빌려 고백한다.

무엇보다 그러한 죽음에의 공포를 안고 꿋꿋이 버티어준 나의 아내
'인숙'
너무 자랑스럽다.

내일을 바라본다.

설산에 들어가 구도하는 사람,
조용한 산사에서 구도의 정진에 매진하는 수도승,
정적이 감도는 곳에서 신과의 대화를 통해 깨달아보겠다는 성직자들.

그들의 그 혹독하고 어려운 구도의 길은 인류에게 평화와 안정을 선사
한다.

그러나

자식을 낳고
자식들 뒷바라지에 매진하고,
온갖 잡일들을 소화하면서,
말로 표현할 수 없는 얽히고설킨 인간관계는 물론,
치명적인 병
등을 극복하며 살아가는
나의 '인숙'과 같은 어머니들의 그 길보다

더 진실되고 더 무겁고 더 감동적인 구도의 길이 있을까?

생명을 탄생시키고 생명이 영그는 길을 닦는 그 길,
이보다 더 원초적이며 창조적인 길이 있을까?

생명의 모체 자궁을 품고,
그리고
죽음마저 극복하는 장한 어머니들에게 이 글을 바친다.

문창범

부록

1. 암 가족을 위한 건강서 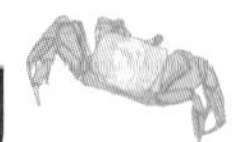

지은이는 본문에서

"제2차 전쟁은

건강 식단,
적당한 운동,
건강한 정신,
스마트한 생활

등으로 무장하여 임해야 한다"고 설파한 바가 있다. 사실 위와 같은 식생활에 대한 것은 모두 알고 있는 평범한 진리들이다. 그럼에도 **실천은 어려운** 인생 목록들이다. 따라서 굳이 이러한 목록(주제)을 가지고 부록을 통하여 독자들에게 알릴 만한 일은 못 된다. 더욱이 본문에서 지은이는 위와 같은 주제들을 일상적으로 드러내며 독자들에게 소개도 하였다. 그럼에도 다시 소개하는 것은 건강한 식단과 건강한 생활은 두고두고 우리가 품고 살아야 할 인생 목록이기 때문이다. 위 목록을 조금 구체화시키면 다음과 같이 된다.

건강 식단: 잡곡밥, 콩, 제철 채소, 두부, 마늘, 토마토, 생선(고등어, 청어, 연어, 정어리, 멸치 등), 양배추, 브로콜리, 피망, 파프리카, 견과류(땅콩, 호두) 등.

사실 육류(돼지고기, 소고기)도 괜찮기는 하나 대부분 암환자들은 피하는 편이다. 한국에서 유행하는 건강보조 식품은 피하는 것이 좋다.

적당한 운동: 산책과 가벼운 등산.

실내 운동, 그것도 운동기구를 빌려 하는 것은 오히려 스트레스를 안겨줄 위험성이 높다.

건강한 정신: 독서, 느긋한 여행.

긍정적인 사고, 감사하는 마음을 품고 사는 것이 중요하다.

공자 왈: 하늘을 원망하지 말며 사람을 탓하지 말라(不怨天 不尤人).

스마트한 취미생활: 독서, 음악, 옷 만들기, 공예, 그림, 야생화 키우기, 텃밭 가꾸기 등.

여기서 지은이는 '암 가족'에게 특별히 권장하고 싶은 것이 있다. 그것은 **텃밭 가꾸기**이다. 그 이유는 텃밭을 가꾸게 되면 자연적으로

전원생활을 하며 일에 몰두하게 되고,

운동을 동반하며,

정신적 안정감을 얻게 되고,

성취감을 얻을 수 있기 때문이다.

더욱이

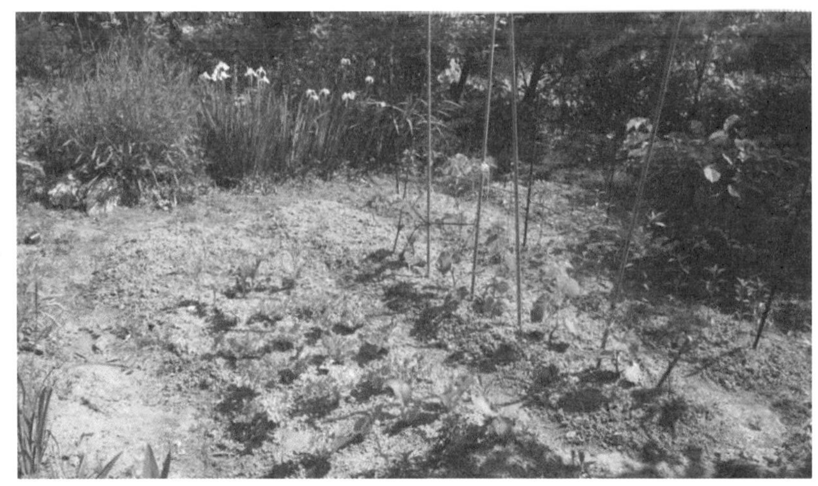

[그림 A.1] 지은이 가족의 텃밭. 상추, 치커리, 오이 등이 보인다. 아울러
붓꽃 야생화가 아름답게 피어 있다.

제철 야채 음식 섭취가 가능하다.

아울러 농약이다 뭐다 하는 의심에서 벗어날 수가 있다.

마음의 평안을 가져다주는 것이다.

많은 사람이 암의 예방을 위하여 혹은 암치료 후 암의 재발을 방지하
는 데는 음식에 대한 특별한 종류가 있는 것으로 인식하는 경우가 많
다. 위에서 열거된 건강 식단을 한번 다시 보기로 하자.

우선 우리나라 사람들의 주식인 밥. 흔히 쌀인데 하얀쌀(백미)인 경우
보통 피하라고 한다. 왜일까? 그것은 정제 과정을 거치면서 쌀이 가지
고 있는 영양분이 파괴되어 우리가 살아가는 데 필요한 영양소의 섭취
를 줄이는 결과를 초래하기 때문이다. 강조하지만 인류, 즉 인간이 진

화해오면서 익숙해진 음식들은 모두 자연적인 것이다. 따라서 되도록 자연 상태가 많이 보존된 음식을 골고루 섭취하면 건강은 지켜진다. 암이 발생하는 이유는 고장 난 세포들을 고치고 재생하는 과정에서 더 이상 재생 공장이 가동되지 못하거나 고장 난 세포가 다른 식으로 변형되기 때문이다. 현대 들어 다양한 음식이 소비자들의 입맛을 맞추어 제공되는데 대부분 뇌 속에서 마음을 기분 좋게 하는 특별한 호르몬 분비를 촉진시키는 역할을 하는 것이 현대의 음식과 알코올들이다. 필연적으로 체내의 정상적인 생체 리듬과 충돌하게 되어 있다. **특히 만성적인 염증-일종의 고장 난 세포들의 집합체-이 암세포의 출현을 가져올 확률이 높다.**

특별한 식단은 필요하지 않다. 그저 자연 상태의 쌀-현미 혹은 현미, 콩 등을 섞어 만든 잡곡밥이 우선이다. 특히 **콩**은 식물성 여성호르몬인 '이소플라본'이 풍부한데 유방암 억제 효과가 있는 것으로 알려져 있다. 물론 여성의 폐경기 증상완화와 골다공증 예방은 물론 단백질 보충에도 일익을 담당한다. 그다음은 채소인데 우리는 주로 양념을 하지 않은 상태로 먹고 있다. 우리나라 사람들은 양념을 너무 많이 한다. 그것도 달고 짜게. 달고 짠 음식은 아무리 좋은 재료를 쓰고 최상의 야채를 썼다 하더라도 '암'환자는 물론 일반인에게도 치명적인 건강 해악 식품이다. 따라서 암 가족들은 식당의 음식은 사절하는 편이다. 왜냐하면 우리나라 식당 대부분의 음식은 무조건 달고 짜게 만들기 때문이다. 더욱이 인공조미료를 듬뿍 첨가하여 우리들의 건강을 더욱 위협한다.

건강 식단 목록에서 중요한 것이 생선 즉 등푸른 생선의 섭취이다. 등푸른 생선에는 흔히 이야기되는 오메가-3가 함유되어 있는데 이 지방산이 염증을 억제하는 효능이 있는 것으로 알려져 있다. 앞에서 언급을 했지만 만성적인 염증이 '암'의 유발을 촉진시키는 것으로 보고되고 있는바, 그렇다면 등푸른 생선은 곧 암세포의 출현을 막아주는 파수꾼의 역할을 하고 있음을 알 수 있다. 특히 고등어에 오메가-3 지방산이 많이 함유되어 있다. 그런데 이러한 고등어들이 인간이 뱉어낸 오염물질에 의해 중금속에 노출되어 있다는 소문이 많이 퍼지면서 과한 섭취는 오히려 해롭다는 인식이 퍼지고 있다. 안타까운 일이다.

다시 한 번 강조한다.

오메가-3가 함유된 등푸른 생선(고등어, 정어리, 멸치 등)과 견과류(땅콩, 호두 등)를 꾸준히 섭취하기.

그러나 아무리 건강식을 하더라도 건강한 정신이 유지되지 못한다면 암의 공격으로부터 벗어날 수가 없다. 건강을 유지하고 암의 재발을 방지하는 데는 땅과의 교감이 가장 좋다고 본다. 사정이 여의치 않으면 조그만 텃밭이라도 가꾸어 그곳에서 제철 채소 및 과일을 식단으로 만들면 그야말로 암이라는 악마는 얼씬도 못할 것이다. 그래서 텃밭을 소개하게 된 것이다. 그림 A.1은 지은이가 암과의 전쟁을 치르면서도 텃밭을 일구어 채소를 기르는 모습의 사진이다.

정신적 건강은 취미생활이 있어야 가능하다. 암환자 중 "시골로 가서 정신없이 밭일을 하다보니 암이 사라졌다"라는 고백을 하는 경우를 가끔 보게 된다. 이는 올바른 생체리듬이 활발하게 되어 암세포를 이겨 낸 사례에 속한다. 적당한 운동은 우리들의 생체리듬을 정상적으로 가꾸어주고 또 피의 순환을 촉진시켜 세포들을 젊게 유지시켜준다. 그러나 급격한 운동은 오히려 해가 된다. 왜냐하면 비정상적인 산소의 출입과 그에 따른 세포 내 분자와의 반응으로 세포를 파괴시키며 또 늙게 만들기 때문이다.

세 번째 큰 목록인 건강한 정신에 대해 알아보자. "平常心(평상심)이 곧 道(도)다"라는 말이 있다. 기쁨, 노여움, 슬픔, 즐거움[喜怒哀樂]에 물들지 않은 마음이 우주의 참된 진리라는 선의 공안을 들먹이지 않더라도 마음 다스림이 곧 '암'과의 전쟁에서 승리하는 길임을 누누이 강조했다. '마음이 곧 병'이라고 한다. 특히 부정적인 생각, 화를 자주 표현하고 남을 의심하는 마음이 뇌에 가득차면 그 뇌에 의한 신경 전달이 곧 몸 전체의 자율신경계를 요동치게 한다. 그 요동이 곧 비정상적인 세포의 발현으로 이어진다는 주장은 거의 정설에 가깝다. '마음이 곧 병'이라고 하는 것은 거꾸로 마음을 다스리면 면역력의 회복 혹은 강화를 가져와 '암'과의 전쟁에서 우위를 점할 수 있다는 결론을 가져온다. 확률적으로 낮기는 하지만, 말기암 환자가 전쟁터(병원)에서 거의 패배를 한 후 시골에서 생활하며 자연과의 공감을 통하여 암을 이겨냈다는 사례를 접할 때가 있다. 그러한 자연 치유는 자연이 주는 생동감―제철 나물, 맑은 공기―과의 일체감 그리고 자연의 마음―시냇물 소리, 밤이 주는 고요함, 밤하늘이 주는 광대함―과의 공명에서 얻은 마음의 안정감, 즉 평상심에서 얻어진 것이라고 하겠다. 앞에서 지은이가 텃밭을 가장 중요한 보금자리로 추천한 이유가 여기에 있는 것이다.

2. 암의 본질

암은 비정상적으로 자라고 분열하는 악성종양을 통칭한다. 암은 주변 조직을 물리적으로, 대사적으로 방해하는 성질을 가진다. 그리고 암에 걸린 사람에게는 심리적인 공황 상태를 유발시킨다. 암세포는 심하게 훼손되어 보기 흉한 일그러진 모양을 하고 있으며 원래의 위치에서 주변 조직을 깨고 나올 수 있다. 즉 혈관이나 림프관을 뚫고 들어가거나 다른 조직으로 침범할 수 있다.

이를 전이(metastasis)라고 한다.

가장 무서운 결과를 초래한다.

그리고 암세포는 개체의 죽음을 초래한다.

그래서 무서운 병이다.

그리고 유전도 되는 병이다.

그리고 종류도 다양하다.

여기에서는 유방암에 대한 것만 다루었지만, 인간이 가지고 있는 거의 모든 내부 기관—뇌, 호흡기, 소화기 등—은 물론 피부 등 암세포가 출현하지 않는 곳은 거의 없다. 역사도 깊다. 그럼에도 근본적인 퇴치 방법은 아직 없다. 이 책 전편에서 등장하는 치료 기술과 치료약들이 암의 퇴치를 위한 전쟁 기술과 방법일 뿐이다. 물론 건강 식단 혹은 특별한 항암 음식 섭취 그리고 적당한 운동 등은 다른 차원의 해결 방법에 속한다. 사실 수술, 항암치료, 방사선치료 등으로 제거되지 않는 한 암세포는 통제되지 않은 분열로 이어진다.

암과의 전쟁은 일종의 기술 전쟁과 같다. 그것도 극단적인 기술을 발휘하여 유전체의 본부까지 치고 들어가는 최상의 전쟁에 속한다. 즉 자연에 개입하여 생명을 연장시키고 우리 인간의 삶의 개선에 대한 욕망을 구현시키는 영역인 것이다. 따라서 보편적으로 보면 **의학은 생명 그 자체에 개입하는 기술 분야이며 따라서 공학**이라고도 할 수 있다. 이와 반면에 자연과학은 자연을 이해하려는 학문이다. 아마도 자연, 여기에서는 유전체를 비롯한 분자들 간의 상호작용을 이해하려는 순수 과학이 결국 암과의 전쟁에서 이길 수 있는 중요한 정보를 제공해줄 것이다.

우리가 상처가 나서 피가 흘러 피가 모자란다면 즉각 줄기세포라는 공장이 가동되면서 피를 보충해준다. 상처가 난 피부 역시 말끔히 재생시켜준다. 이러한 줄기세포는 보통 때는 마치 곰이 겨울잠을 자듯 동면 상태에 있다. 그러다 외부로부터 우리 몸이 잘못되어 사단이 나면 곧바로 깨어 일어나 고장 난 곳을 고쳐주는 이 기가 막힌 시스템은 사실상 유전체(염색체 내의 유전자)의 명령에 의한 것이다. 더 전문적으로 이야기하자면 수선을 위해 세포분열에 가담하는 '텔로머라제' 역할 때문이다. 우리는 정자와 난자를 통한 배아로부터 시작하여 세포분열에 따른 세포증식에 의해 이 세상에 태어났다. 세포분열 즉 유전자의 복제 기능에 의해 성장하는 것이다. 텔로머라제는 14번 염색체에 있는 세포의 증식에 관여하는 생화학적 단백질에 해당되는데 여기서 중요한 것이 염색체 끝에 존재하는 '텔로미어(telomere)'라는 연속된 DNA 정보이다. 염색체가 복제될 때는 이 텔로미어 부분만은 제외되는 것으로 알려져 있는데 복제될 때마다 조금씩 줄어든다는 사실이다. 노화의 원인이 이 텔로미어의 길이와 관련이 된다는 것은 널리 알려져 있다. 연구결과에 따르면 사람의 세포는 보통 50회 분열 후 죽는 것으로 알려졌다. 사람 몸의 어떤 세포도 80~90회 이상은 분열하지 않는다. 세포는 분열 전에 염색체를 복제하는데 염색체가 풀리는 것을 방지해주는 것이 텔로미어인 것이다. 분열을 하다 안쪽 DNA만 남게 되었을 때, 즉 텔로미어가 소모되었을 때 세포분열은 더 이상 하지 않고 죽게 된다. 예외가 암세포와 생식세포이다. 즉 이 세포들은 텔로미어를 길어지도록 만드는 '텔로머라제'를 만든다.

암세포가 동면 속으로 빠져들지 않고 침묵을 지키지 않는 것과 어떤 연관이 있을까? 앞에서 언급한 텔로머라제는 배아 시기에만 유전자에 의해 활발하게 작동되는 것으로 알려져 있다. 텔로머라제의 작동이 멈추는 순간부터 텔로미어의 길이는 세포 분열의 횟수에 따라 점점 짧아지고 어느 한계점에 도달하면 세포분열이 멈추게 된다. 그런데 암세포는 작동이 멈추었던 이 유전자를 다시 작동시켜 세포분열을 일으키게 하는 것이다. 즉 암은 활성적인 텔로머라제가 필요하다. 그러나 아이러니한 것은 텔로머라제의 결여가 세포의 노화를 유발시켜 몸 전체를 늙게 하는 주원인으로 작용한다는 사실이다.[7].

사실 지구상의 어떤 생물도 나이가 듦에 따라 암에 걸릴 확률은 높아진다. 암의 가장 큰 원인은 사실 나이이다. 물론 현대에 들어 생활환경의 급격한 변화에 의해 젊은 사람들도 암에 걸리는 확률이 높아지고는 있지만 현대에 있어 젊다는 기준도 옛날을 기준으로 하면 장수에 속할 수도 있다는 점을 상기해야 한다. 오래 살수록 어디엔가 고장이 나 세포를 수선해야 하는 확률은 점점 높아지며 그에 따른 세포분열에 의한 수선은 그만큼 텔로미어를 짧게 한다.

피부, 유방, 직장, 위, 백혈구 등에서 암세포의 발생률이 높은 것은 일생 동안 이 조직에서 수선이나 다른 이유에 의해 세포분열이 자주 일어나기 때문이다. 더욱이 세포분열이 잦으면 그만큼 유전자 변형 확률이 높아져 암세포의 발생률을 높이게 된다. 앞에서 몇 번 강조했지만, 특히 만성적인 염증 재발이 암세포로 발전시킬 확률이 높은 것으로 밝혀지고 있다. 이것이 앞에서 염증 억제 효과 기능을 가진 오메가-3 지방산의 소개와 이에 따른 암 예방 및 항암 효과를 거론하게 된 동기이다.

그런데 대단한 모순은 짧아진 텔로미어는 노화를 촉진시키고 암에 걸릴 확률이 높아지지만 텔로미어를 길게 만들어주는 텔로머라제는 암에게 반드시 필요한 존재라는 점이다. 이처럼 암의 발생 원인은 어느 정도 파악이 되었지만 근본적인 암세포의 퇴치는 아직도 요원한 실정이다. 눈앞에서 벌어지는 산사태를 보면서도 어찌할 수 없는 경우라고 하겠다.

결국, 암과의 전쟁에서 승리하기 위해서는 유전자의 수준에서가 아니라 그보다 더 근본적으로 분자 수순, 즉 단백질 분자를 쳐다보아야 하지 않을까 한다. 사실 유전자가 발견되고 DNA나 RNA 등의 구조와 그 기능이 밝혀졌는데도 어떻게 유전자가 외부의 침입에 대하여 그렇게 반응하고 어떻게 명령을 내리는지에 대한 근본 메카니즘은 알려진 것이 없다. 그렇게 작용한다는 사실을 알 뿐이다. 그것은 유전자 배열에 있어 상이성이 발견되기 때문이다. 그리고 외부로부터의 자극을 받아 의식의 기능을 하는 뇌의 활동이 결국 우리들의 육체(결국 단백질)는 물론 유전자의 기능에 직접적으로 영향을 주는 것 또한 사실이다.

'암'이 유전자 변형에 따른 세포의 이상증식 현상이라면 유전자 변형을 일으키는 근본 원인은 무엇일까? 세포가 변형 즉 이상세포가 되는 것은 활성산소의 침입에 따른 결과일 경우가 많다. 이 활성산소가 세포의 핵으로 스며들어가 유전자인 DNA를 손상시키고, 손상된 DNA가 세포분열을 다르게 전개시켜나갈 때 종양세포로 발전할 수 있다는 논리이다. 이때 활성산소에 의한 세포의 파괴는 사실상 자유전자의 발생과 관련이 깊다. 이러한 자유전자는 활성산소에 의한 산화반응의 결과로 발생하게 되는데 보통 비공유 전자쌍을 말한다. 이를 화학에서는 자유 래디칼이라고 부른다. 여기서 지은이가 강조하는 것은 '전자'라는 존재이다. 전자는 원자를 이루는 기본 입자이면서 원자가 분자를 형성할 때 중요할 역할을 담당한다. 분자에 있어 비교적 자유스러운 전자가 만들어지면 이 전자들이 주변 분자들과 상호작용을 하면서 분자의 변형을 가져올 수 있다. 아울러 전자들의 분포에 따라 중성의 분자들이 순간적으로 전기적인 성질을 가질 수도 있다. 참고로 우리가 가정에서 쓰는 전류는 수많은 전자들의 흐름이다. 양이온 혹은 음이온이라고 할 때의 기준이 원자나 분자에 있어 전자의 수가 원래 가지고 있던 것에 비해 감소했는가 아니면 증가했는가로 결정되는 화학 성질이다. 쇠가 녹스는 현상이 해리된 산소에 의해 생기는 결과이며 우리 몸 역시도 활성산소에 의해 끊임없이 부식(?)되고 있다. 물리학자로서 생명 현상에 대한 전문 지식은 부족하나 암세포의 증식이나 전이 등은 결국 비공유전자들과 자유전자들에 의한 단백질 분자들 간의 상호작용의 비정상적 결과가 아닌가 한다. 물론 같은 현상을 물리적으로 볼 때와 화학적으로 볼 때 그리고 생물학적으로 볼 때 설명은 달리하게 된다.

암은 인간의 생활에 있어 점점 보편성의 터로 자리를 잡고 있다. 무슨 말씀이냐 하면 그만큼 발병률이 점점 높아지고 있다는 뜻이다. 이것은 정신적인 스트레스와 더불어 외부의 다양한 요인들, 즉 음식과 생활습관 등의 급격한 변화가 가장 큰 원인이라고 하겠다.

그럼에도 불구하고 **암이라는 병은 앞으로 퇴치 가능한 방향으로 갈 것**이다. 암을 완전히 정복하기 위한 전쟁은 물론 현재 진행형이다. 암의 정복을 위한 미래의 전쟁은 어떠한 방향으로 흘러갈 것인가 하는 것이 흥미롭고 이 책의 주제와도 부합이 된다. 우선은 화학요법(주사로 항암하는 방법)이 주를 이룰 것으로 추측이 된다. 마치 만성 질환에 걸린 사람이 일생 동안 그것에 맞는 약을 먹으며 병과 함께 생을 가듯이 말이다. 이런 경우 표적 항암치료제는 필수적이다. 모두 **단백질학** 연구와 직결된다.

3. 스트레스

스트레스, 스트레인 그리고 바이러스.

스트레스라는 말은 이제 흔히 사용되는 일상용어가 된 지 오래다. 이미 앞에서 여러 번 언급도 하였다. 현대인에게는 피할 수 없는 존재로 인식이 된다. 과연 그럴까? 우선 이 단어부터 알아보기로 하자. 인식하고 있겠지만 스트레스는 우리나라 말이 아니다. 영어이다. stress. 도대체 무슨 뜻일까? 이 스트레스라는 단어는 대부분 좋지 않은 의미로 사용되는 것 같다.

물리학에서 사용되는 물리량 중 스트레스(stress)와 스트레인(strain)이 있다. 각각 **변형력**과 **변형**으로 불린다. 손으로 힘껏 벽을 누를 때 이를 벽에 대한 stress라고 하며 이로 인해 벽에 변화가 생기는 것을 strain이라고 부른다. 즉 변형을 일으키는 힘을 '스트레스', 변형된 결과를 '스트레인'으로 정의된다. 이러한 정의를 우리들의 마음과 관계되는 스트레스에 적용해보자. 그러면,

"외부로부터의 스트레스가 뇌의 뉴런 신경조직에 영향을 주고 결국 자율신경에 스트레인을 준다"

고 정의 내릴 수가 있다고 하겠다. 그런데 사실 스트레스는 부정적인 면만 있는 것은 아니다. 이른바 좋은 스트레스와 나쁜 스트레스가 있으며 우리가 스트레스를 거론할 때는 항상 나쁜 쪽만 강조하고 있는 편이다. 우리는 사회생활을 하면서 조직체계로부터 가해지는 스트레스와 사람들과의 관계에서 잉태되어 나오는 스트레스를 피할 수는 없다. 여기서 좋은 스트레스의 의미는 사회생활을 영위하면서 자기가 맡은 일(업무)을 제대로 소화하고 즐기며 사람과의 관계 형성을 긍정적으로 만들었을 때 야기되는 스트레스이다. 이러한 스트레스는 오히려 뇌의 활동을 좋은 방향으로 활성화시켜 자율신경을 정상적으로 촉진시키는 역할을 할 수 있다. 생체리듬을 더욱 활기차게 해주는 변형을 가져다주는 것이다.

자율신경에는 두 가지가 있다. **교감신경**과 **부교감신경**이다. 교감신경은 우리 몸의 생체 리듬을 활동적으로 이끌어 이른바 낮의 신경이라고 할 수 있고, 부교감신경은 우리 몸을 안정화시키는 역할을 담당한다. 즉 심장활동을 억제하고 위나 장의 운동을 촉진시키고 동공의 축소와 혈관 확장 등에 관여한다. 이른바 밤의 신경이라고 할 수 있다. 만약 스트레스를 받아 이 스트레스가 나쁜 쪽으로 작용하여 교감신경과 부교감신경의 역할을 거꾸로 작용시키면 결국 정상적인 생체리듬이 깨어진다. 그러한 리듬의 불협화음은 결국 세포 또는 세포핵에 해당되는 유전자의 변형(스트레인)을 가져오는 원인으로 되어 병의 유발로 이어질 수 있다. 쉽게 말하면 나쁜 스트레스는 자율신경을 비자율로 변형시키고 좋은 스트레스는 자율신경을 더욱 활기찬 자율로 이끈다고 보면 좋겠다.

그러나 이것은 어디까지나 총체적인 안복으로 보는 것으로, 옛날부터 일컬어지는 마음과 병에 대한 연관성을 주관적으로 해석한 것이라고 할 수 있다. 즉 이러한 견해와 해석은 객관적이며 구체적인 것이 아니라 일반적인 것이다. 'A' 형이 암에 잘 걸린다는 견해 역시 마음의 다스림에 있어 상대적으로 나쁜 스트레스를 잘 만들어내는 성향의 기질 때문이라고 할 수 있다.

이러한 **나쁜 스트레스는 병 특히 암과의 전쟁터에 있어 '방어벽'의 붕괴 혹은 방어 능력의 저하를 촉진시키는 역할**을 한다. 즉 면역 시스템에 좋지 않은 영향(스트레인)을 가하는 것이기 때문이다.

나쁜 스트레스를 받았다고 감지하게 되면 본능적으로 음식을 과도하게 섭취하는 경우가 많다. 그 이유는 그러한 나쁜 스트레스에 의한 교감신경의 긴장을 해제시키고 대신 부교감신경을 자극시켜 장의 운동을 활발히 촉진시켜 리듬의 안정화를 꾀하기 때문이다. 이때 중요한 것은 뇌가 정확한 판단을 내리기 전에 신경의 균형을 맞추기 위해 본능적으로 과식으로 이어진다는 점이다. 이것은 아주 위험한 돌발상황이 일어났을 때 뇌의 판단에 의해 그 상황을 돌파하는 것이 아니라 본능적인 신경의 반응에 의해 대처하는 경우와 비슷하다. 여기서 '과식은 만병의 근원'이라는 진리의 말씀이 나오는 것이다.

그러면 나쁜 스트레스를 피하는 방법으로 그저 쉬기만 하면 가능할까? 만약 아무 일도 하지 않고 아무 생각 없이 그저 TV를 본다거나 먹는 즐거움만으로 생활한다면 스트레스가 사라질까? 이 경우 운동 부족, 과식 또는 과음으로 이어질 수밖에 없다. 그러면 부교감신경의 활동 과잉 상태를 불러일으키며 생체리듬의 불균형을 유발시킨다. 결국 이러한 생활방식 역시 뇌의 활동에 나쁜 스트레스를 안겨주어 질병 발생의 원인을 제공하게 된다.

그러나 필자가 가장 우려하는 최악의 상황은 우리 인간이 가지고 있는 뇌의 기억력과 상상력의 저하에 따른 면역력의 상실이다. 이러한 뇌의 기억력 저장능력의 저하는 말할 것도 없이 컴퓨터 혹은 스마트폰에 의한 대리 저장, 가상공간에 의한 대리만족 때문이다. 이러한 내부적인 요인은 치명적으로 뇌의 활동을 저하시키고 아울러 운동 부족 등에 의한 외적인 요인과 함께 상승작용이 일어나 생체리듬의 불협화음은 물론 뇌의 중앙처리 장치의 오작동에 따른 면역력 저하는 불 보듯 뻔한 것이다. 더욱이 뇌의 기억력 혹은 상상력 저하에 따른 활동의 축소는 인류가 탄생되기 전부터 물려받은 진화의 흐름에 기초한 유전자 코드에 어떠한 형태로든 나쁜 영향(스트레인)을 주게 될 것이다. 물론 가장 위험한 것이 유전자 코드의 변형에 따른 각종 암의 발현이다. 더욱이 유전자 코드보다 더 기본적인 단백질 분자의 변형은 그야말로 걷잡을 수 없는 치명적인 질병을 유발하게 된다.

더욱 위험한 것은 의식이 없는 행동이 자기 자신의 면역체계의 약화를 가져오는 것은 물론 타인들에게는 '나쁜 스트레스'를 유발시킨다는 점이다. 이러한 나쁜 스트레스는 질병을 일으키는 바이러스와 같은 존재라고 할 수 있다. '나'는 물론 '너'도 암을 포함한 질병들과의 전쟁에서 방어구축의 해체를 불러오는 시대인 것이다. 이 모든 것을, 다시 말해 방어구축의 성을 오직 재생공장인 병원에서만 수행한다면 암과 같은 적과의 전쟁에서 승리는 요원하기만 할 것이다. 왜냐하면 스트레스에 의한 세포들의 스트레인(변형)은 곧 재생을 해야 하며 재생이 반복될수록 변형된 세포의 출현 가능성을 높이기 때문이다. 변형된 세포의 출현이 곧 '암'의 출현이다.

4. 스트레스 해소와 음악 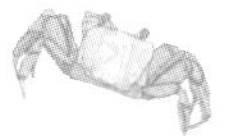

'암'과 함께하는 혹은 했던 사람들에게 가장 큰 적은 '암'의 재출현의
공포와 그에 따른 스트레스이다.

마음을 다스린다면 '암'의 출현은 사실 불가능에 가깝다. '인숙'에게 출
현한 그 **'게412'**도 세포 변형에 따른 생물학적 단백질 분자의 이상에
있지만 그 원인을 제공한 것은 다분히 외부 스트레스인 것이다.

마음을 다스린다는 것은 스트레스를 받지 않겠다는 선언과 다름없다.
스트레스는 간접적으로 우리의 건강을 해치는 것 같지만 스트레스라
는 말 자체가 암시하듯 실상은 직접적으로 압박을 가하며 총체적으로
우리들의 정신과 육체를 파멸시키는 요소이다.

이러한 스트레스 즉 외부적인 압박들을 민감하게 받아들이는 형질을
가진 사람들에게 '암'의 출현 확률이 높게 나타날 것 같다. 왜냐하면 그
민감성은 곧 체내 혈액순환에 악영향을 주고 그러한 악영향은 어딘가
에 있는 정상적인 단백질 분자들을 다르게 변형시킬 수 있기 때문이
다. 더욱이 마음이 여리고 착한 사람들은 스트레스를 받고서 발산을
하지 못하고 속으로 삼키는 경우가 많다. 이것이 결국 정상적인 체내
생체적 흐름을 어떡하든 바꾸는 요인으로 작용하게 되어 암과 같은 치

명적인 질병으로 이어진다.

우리 집안 식구 모두는 'A'형이다. 이 에이형인 경우 겉으로는 강한 것 같지만 실상 마음이 여리고 남에게 피해주는 것을 극도로 삼간다. 다시 말해 스트레스를 받는 경우 내부적으로 발산하며 삼키는 형의 인간 군이다. 에이형에서도 다양한 형질이 있을 수 있는데 나의 '인숙'의 경우 전형적인 마음 삼키는 형질을 지닌다. 그와 반면 나는 순간적으로 발산을 하면서 그와 동시에 그 발산에 대한 후회와 반성으로 내부적으로 스트레스가 일순 파고드는 형질이다.

'인숙'이가 치료를 받고 있는 병원에서는 암환자 가족을 위한 정신건강 프로그램을 다양하게 운영·실시하고 있다. 즉 스트레스를 이기고 건강한 마음을 가질 수 있는 프로그램들이라고 할 수 있는데 그중 하나가 **'음악 세라피'**이다.

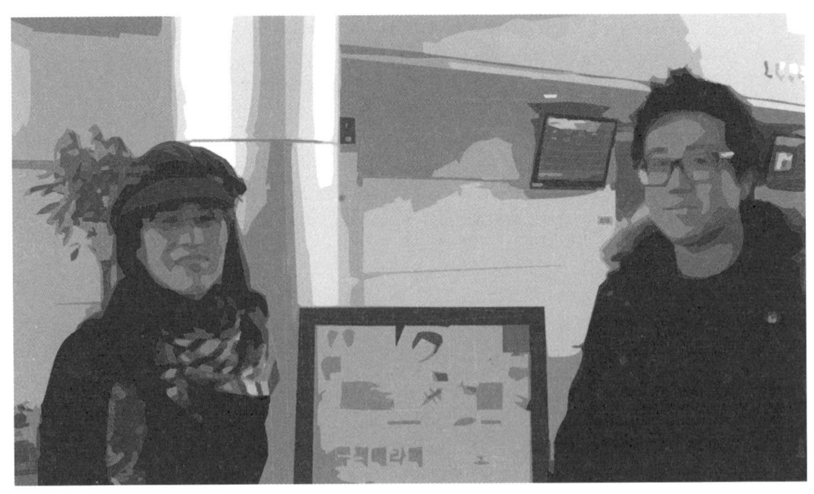

[그림 A.2] 음악 세라피에 참석한 '인숙'과 아들 모습.

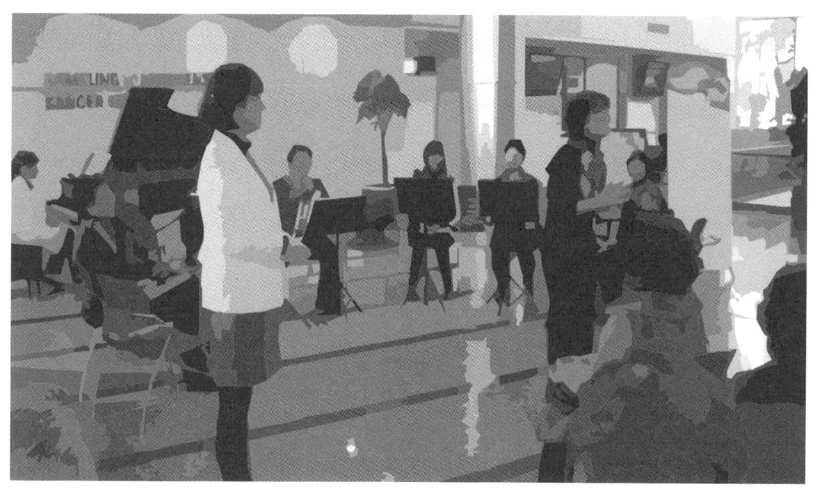

[그림 A.3] 병원 음악 세라피 회원들의 공연 모습. 아름다운 인간 군상이다.

음악을 통하여 마음을 다스리고 스트레스를 날려버리자는 취지의 병원 프로그램 중 하나이다. '인숙'은 이 프로그램에 몇 회에 걸쳐 참여를 하며 배웠는데, 12월 어느 날 그 배운 음악 연주를 뽐내는 자리가 마련된 것이다. 남편인 '나'도 참여해야 되지만 나는 사양하고 그 대신 아들 '별'이가 엄마 찾아갔다가 같이 참여하는 형국이 되었다. 원래 '별'이가 피아노를 잘 쳐 피아노 연주를 하게 되었다. 인간의 가장 큰 덕과 능력은 이러한 모임을 만들 수 있고 서로를 이해하며 같이 즐길 줄 안다는 사실이다. 그러한 즐김에서 스트레스는 사라지고 건강한 삶이 유지될 수 있다.

이러한 프로그램이 더욱 활성화되었으면 한다.

5. 방사선 이야기

자, 이제 눈길을 '암'에서 '암'을 잡는 방사선으로 돌려보자.

도대체 방사선의 진짜 정체는 무엇일까?

다음의 그림 A.4를 보자.

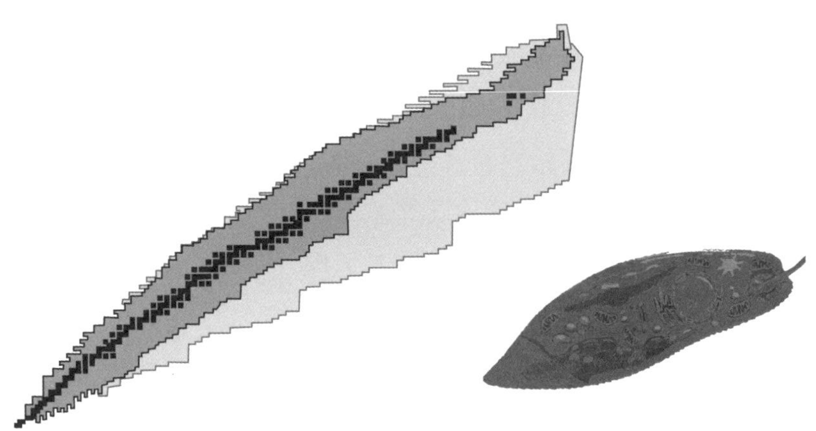

[그림 A.4] '인숙' 이가 아메바라고 부른 그림(왼편)과 아메바와 같은 원생
동물의 일종인 유글레나의 세포 구조 모습. 이 원생동물은 하나의 세포로
되어 있으며 세포핵을 비롯하여 각종 기관들, 예를 들면 세포핵, 미토콘
드리아, 엽록체, 소포체 등이 존재한다.

독자들은 이 그림의 모습에서 무엇을 연상할 수 있는지 상상력을 동원해보기 바란다. 참고로 지은이의 전문 연구 영역은 '원자핵물리학'이다. 지은이는 이러한 그림을 컴퓨터 모니터에 그려놓고 최근 2~3년간 쉴 새 없이 일을 하였다. 이러한 나의 모습을 보고 어느 날

'인숙' 왈,

"당신은 맨날 그 아메바 같은 것을 그려놓고 무얼 하세요?"
"허걱! 아메바?"

아내의 기상천외한 발상력과 그 상상력에 나는 그만 두 손 들고 만 적이 있다.
'아메바.'
가만히 생각해보니 불그스름한 모습이 회색 바탕에서 슬금슬금 기어다니는 아메바 같기도 했다. 순간적으로 터져나오는 그 상상력이 곧 진리의 샘물이 아니던가?

자, 그러면 이 아메바에는 무엇이 담겨져 있을까?
놀라지 마시라.
생명에 필요한 탄소, 산소, 질소는 물론
우리들의 피의 성분인 철, 마그네슘, 뼈의 성분인 칼슘 등의 생성 파노라마가 있다.
더 넓게는 별들의 탄생과 죽음,
우주의 진화 모습이 고스란히 이 아메바라는 지도에 세포 조직처럼 박혀 있다.

그럼 무엇일까?

사실은 핵종 지도이다.

여기서 핵종이라는 것은 원자의 씨에 해당되는 **원자핵**을 의미한다. 현재 알려진 화학원소, 즉 수소, 산소, 철 등은 그 종류가 100여 종에 불과하다. 여기서 불과하다는 말은 상대적으로 핵종에 비해 그 종류가 많지 않다는 의미이다. 결론적으로 얘기하자면 핵종은 발견된 것이 약 3,000종 그리고 있을 것으로 예견되는 즉 미발견 핵종이 다시 약 3,000종에 이른다.

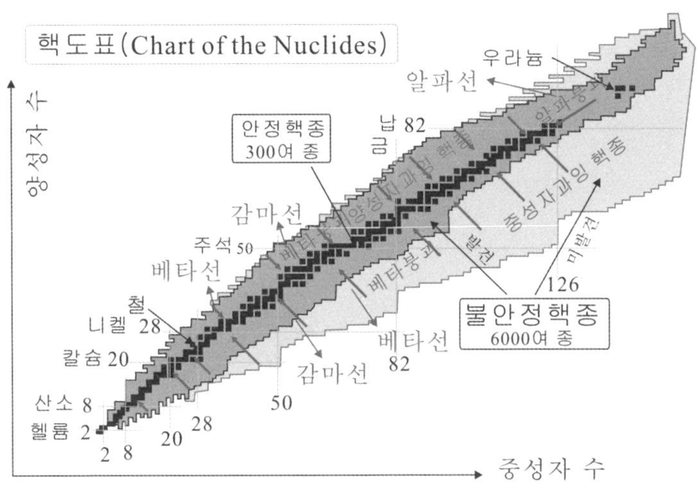

[그림 A.5] 핵종 지도. 회색 영역의 불안정 핵종들은 방사성 핵종에 속한다. 이른바 불안정 동위원소들이며 베타선이라는 방사선을 내뿜으면서 안정된 동위원소로(검은 영역) 전환된다. 이 과정에서 감마선도 방출된다. 이러한 다양한 핵종들은 우주에 존재하는 별들의 내부에서 만들어진다. 따라서 우주 공간에는 에너지가 아주 센 방사선들로 가득 차 있다. 우리가 사는 지구에도 우주 곳곳에서 만들어진 많은 방사선들이 날아들어온다. 이러한 방사선들에게 직접 노출이 되면 아주 위험하다. 다행히 지구는 위험한 방사선들을 차단시킬 수 있는 능력을 갖추고 있다.

도대체 원자핵종은 왜 이렇게 많은 것일까?

사실은 핵을 이루는 중성자라는 입자 수에 있다. 원소는 핵을 이루는 것 중 양성자의 수에 따라 그 종류가 결정되는데, 예를 들면 원자번호가 8번인 산소는 양성자를 8개 갖는다. 하지만 중성자는 많이 가질 수 있다. 8개는 물론 9개, 10개 등. 이때 같은 원소에서 중성자 수가 다른 원소를 **동위원소**라고 부른다. 아마도 한 번쯤은 들어보았을 것이다. 산소인 경우 중성자 수는 6개에서 16개까지 존재한다. 그런데 이 중 8개와 10개인 산소를 제외하면 생성되고 난 후 자기 스스로는 오래 존재하지 못하고 다른 원소, 예를 들면 질소 등으로 변해버리고 만다. 이러한 동위원소를 **방사성동위원소**라고 부른다. 그리고 이러한 현상을 베타선 붕괴라고 부른다. 그림 중 까만 부분이 안정동위원소를, 진한 회색과 옅은 회색 부분이 방사성동위원소를 나타낸다. 진한 회색의 영역은 이미 발견된 동위원소 핵종을, 옅은 회색 영역은 미발견 핵종들의 분포에 해당된다.

이러한 방사성 동위원소는 에너지가 센 방사선을 방출하는데 주로 감마선, 베타선 그리고 알파선이다. **원자핵 폭탄이 터지고 난 후 혹은 원자력 발전소에서 사고가 났을 때 이러한 방사성동위원소가 쏟아져 나온다.**

흔히 감마선, 베타선, 알파선을 통칭하여 보통 방사선이라고 부르지만, 사실 방사선은 이만이 아니다. 무진장 많다. 더 이상 언급은 않는다. '암'세포를 파괴시켜주는 엑스선은 에너지가 조금 낮은 감마선이라고 할 수 있다.

| 참고문헌 |

[1] '암: 만병의 황제의 역사(*The Emperor of All Maladies: A Biography of Cancer*)', 싯다 무케르지 지음, 이한음 옮김(까치, 2011).

[2] 중앙일보(2011. 5. 6).

[3] '사람을 살리는 실내 공기 정화 식물 50', 월버튼 지음, 김광진 옮김 (중앙생활사, 2005).

[4] '나, 마이크로소프트', Werner Siefer · Christian Weber 지음, 전은경 옮김(들녘, 2007).

[5] 후지와라 신야(藤原新也), 조선일보 why(2011. 7. 3).

[6] 봅 루츠(GM 최고 임원), 조선일보 Week Biz(2011. 9. 24).

[7] '게놈(*Genome*)', 메트 리들리 지음, 하영미 · 이동혁 옮김(김영사, 2000).

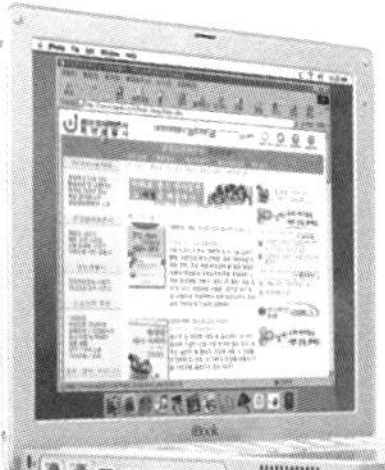

중 앙 생 활 사
중앙경제평론사

Joongang Life Publishing Co./Joongang Economy Publishing Co.

중앙생활사는 건강한 생활, 행복한 삶을 일군다는 신념 아래 설립된 건강·실용서 전문 출판사로서
치열한 생존경쟁에 심신이 지친 현대인에게 건강과 생활의 지혜를 주는 책을 발간하고 있습니다.

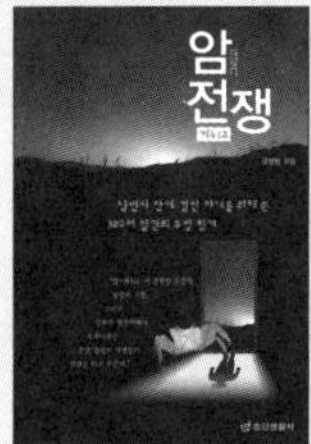

암 그리고 전쟁 : 게412

초판 1쇄 인쇄 | 2014년 2월 3일
초판 1쇄 발행 | 2014년 2월 7일

지은이 | 문창범(Changbeom Moon)
펴낸이 | 최점옥(Jeomog Choi)
펴낸곳 | 중앙생활사(Joongang Life Publishing Co.)

대　　표 | 김용주
책임편집 | 이상희
본문디자인 | 북큐브

출력 | 현문자현　종이 | 한솔PNS　인쇄 | 현문자현　제본 | 은정제책사

잘못된 책은 바꿔드립니다.
가격은 표지 뒷면에 있습니다.

ISBN 978-89-6141-123-3 (13510)

등록 | 1999년 1월 16일 제2-2730호
주소 | ⑰100-826 서울시 중구 다산로20길 5(신당4동 340-128) 중앙빌딩 4층
전화 | (02)2253-4463(代)　팩스 | (02)2253-7988
홈페이지 | www.japub.co.kr　이메일 | japub@naver.com
♣ 중앙생활사는 중앙경제평론사 · 중앙에듀북스와 자매회사입니다.

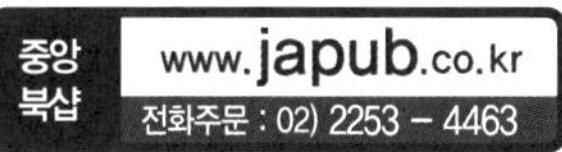

※ 이 도서의 **국립중앙도서관 출판시도서목록(CIP)**은 e–CIP 홈페이지(www.nl.go.kr/cip.php)에서
이용하실 수 있습니다.(CIP제어번호: CIP2014000880)